学前儿童的视觉感知与表现能力

徐楠　著

云南出版集团

云南美术出版社

图书在版编目(CIP)数据

学前儿童的视觉感知与表现能力 / 徐楠著. — 昆明：
云南美术出版社，2023.9
ISBN 978 - 7 - 5489 - 5447 - 7

Ⅰ. ①学… Ⅱ. ①徐… Ⅲ. ①儿童 - 视觉 - 人体生理
学 - 研究 Ⅳ. ①R339.14

中国国家版本馆 CIP 数据核字(2023)第 164374 号

责任编辑：刁正勇
责任校对：梁 媛 温德辉 黎 琳
装帧设计：刘慧敏
封面设计：寓 羽

学前儿童的视觉感知与表现能力

徐楠 著

出版发行：云南出版集团
　　　　　云南美术出版社(昆明市环城西路 609 号)
制版印刷：昆明德厚印刷包装有限公司
开　　本：787mm×1092mm　　1/16
印　　张：5.5
字　　数：250 千字
版　　次：2023 年 9 月第 1 版
印　　次：2023 年 9 月第 1 次印刷
书　　号：ISBN 978 - 7 - 5489 - 5447 - 7
定　　价：45.00 元

前　言

　　视觉感知与表现能力是学前儿童成长中的重要能力，并且对于他们的认知、学习和社交能力的发展起着重要作用。视觉感知能力是指通过眼睛接收、处理和理解外界信息的能力，而视觉表现能力则是指学前儿童将自己的想法、情感和思维通过视觉手段进行表达和展示的能力。视觉感知与表现能力的发展不仅与儿童个体的生理和心理发展密切相关，还受到环境、教育和家庭等方面的影响。因此，了解和促进学前儿童的视觉感知与表现能力的发展，对于促进他们全面发展具有重要意义。

　　本书从相关基础理论入手，分析了学前儿童的视觉感知与表现能力的影响因素等，并在此基础上探讨了学前儿童视觉感知与表现能力的培养，最后结合实践，对学前儿童视觉感知与表现能力的评估与应用进行了系统论述。希望通过本书的介绍，能够为读者提供一定的参考和帮助。

　　本书在写作过程中，笔者参阅了相关文献资料，在此，谨向其作者深表谢忱。

　　由于水平有限，疏漏和缺点在所难免，希望得到广大读者的批评指正，并衷心希望同行不吝赐教。

作　者

2023 年 6 月

目　录

第一章　学前儿童的视觉感知能力

视觉感知是人们通过眼睛观察周围环境时所形成的知觉过程，此过程涉及视觉基本要素、视知觉整合与认知。视觉感知对人们的认知、理解和表达具有重要的作用，尤其对于儿童而言更为重要。首先，儿童的视觉感知能力不仅直接影响他们日常生活中的行为表现，而且也与他们的思维和学习能力密切相关。其次，视觉感知对儿童的肢体协调、空间定向和精细动作发展也有重要影响。因此，视觉感知能力的发展不仅关系到儿童日常生活的各个方面，还对其在学习、运动等方面的表现和发展产生深远影响。

除此之外，了解视觉感知的定义以及重要性，对于教师在教学中的指导和干预也具有重要意义。视觉感知不同于其他感知，它直接关系到儿童与周围世界的直观联系。在评估视觉感知时，早期识别和掌握儿童的能力和不足，能够帮助教师有针对性地进行干预和教学指导，促进儿童的视觉感知能力发展。

因此，对于学前儿童始终保持对其视觉感知的关注和评估，是促进他们视觉发展和学习能力提高的重要内容。

第一节　视觉感知能力概述

视觉感知是儿童认识外界物体和环境的重要基础。视觉感知能力是指儿童通过眼睛对外界物体和场景进行收集、分辨、分析、综合、表现的能力。视觉感知的特点是多维度、多层次、明暗舒适性等。在儿童的视觉感知中，多维度包括了颜色、形状、大小、位置、运动轨迹等方面，而多层次则指对于同一物体或场景，不同深度的感知要素均需注意和协调。同时，视觉感知的舒适性对于儿童的视觉健康和认知能力发展也有着重要影响。

视觉感知的培养需要注重从儿童的感知特点出发，选择适宜的感知启发方式，激发其视觉感知的主动性和积极性，以提高其视觉认知和交际表现能力。而家庭和学校是重要的视觉感知启蒙场所，其在视觉感知能力培养中的作用需要引起足够的重视。在家庭中，父母可通过游戏、绘画、书籍等激发儿童的兴趣，培养其独立观察和分析的能力。在学校中，则需要有针对性地开展手工制作、形状配对、观察记录等教学活动，用丰富有趣的教材和教具，调动儿童的积极性和创造性。此外，还需要注重儿童的视觉健康保护，定期进行视力检查和保健宣传，防止不良用眼习惯以及强迫性视觉行为等视觉障碍的产生和发展。

综合来看，视觉感知是儿童认知能力的重要基础之一。家庭和学校在视觉感知能力的培养中的作用是不可忽视的。有效的视觉感知培养需要注意培养方式、教学内容的针对性和多样性，以及儿童视觉健康的维护和保障。

一、视觉感知的基本要素

（一）光线

光线是视觉感知的重要要素。视光线是一种电磁波，其波长决定了光线的颜色，光线还具有亮度和对比度等属性。视觉传导中，光线通过角膜、晶状体、玻璃体等人眼的部分结构进入眼内，经过折射作用后落在视网膜上产生视觉感受。光照强度、颜色、亮度、对比度等因素都可以影响视觉感知的质量。因此，对于学前儿童的视觉发展来说，提供合适的光线环境十分重要。此外，为了避免对孩子眼睛造成损伤，应该注意控制视觉环境中的强烈光线和闪烁光线。总之，在光线这一基本要素上进行合理的控制和引导，有助于提高学前儿童的视觉感知能力。

（二）视网膜

视网膜是人眼的感受器官，负责接受光刺激并将其转换为神经信号，然后传送至脑部进行进一步处理。视网膜的层次结构十分复杂，主要分为光感受细胞层、突触层和神经细胞层三部分。光感受细胞层是视网膜的最内层，包括两种类型的感光细胞：视锥细胞和视杆细胞。视锥细胞主要负责颜色的感知，而视杆细胞则主要负责亮度和黑白色的感知。此外，视锥细胞对光的敏感程度比较高，需要相对明亮的光线才能被激活，而视杆细胞对光的敏感程度相对较低，因此在昏暗的环境下也能被激活。突触层位于光感受细胞层和神经细胞层之间，主要包括神经节细胞的轴突末梢和酰胺细胞等。神经节细胞的轴突末梢通过突触和光感受细胞层的感光细胞相连，将感光细胞转换成神经信号传递给脑部进一步处理。最后是神经细胞层，主要包括五种类型的细胞。其中，水平细胞和星形细胞在光感受细胞层和神经细胞层之间扮演着重要的调节作用，促进神经元和视网膜之间的信息传递。而巨细胞和小细胞则通过它们的轴突将信号传递给下一个脑区，从而实现视觉信号的进一步处理与分析。

总之，视网膜是人眼的感受器官之一，直接影响视觉感知的质量和效果。光感受细胞层、突触层和神经细胞层的分工协作，共同构成了视网膜的层次结构，为人们认知外界提供了重要的感官基础。

（三）神经元

视觉神经元是视觉感知过程中的核心要素，也是控制视觉功能的关键。神经元的种类很多，但在视觉系统中，主要有三种类型：感受器、中间神经元和终极神经元。感受器是指嵌于视网膜中，能够接受光线刺激的视细胞。中间神经元是指视觉系统中位于感受器和终极神经元之间的神经元，起到传递视觉信息的作用。终极神经元是指"解释"视觉信息并产生视觉感知的神经元，如视觉皮层神经元。神经元的信息传递是通过神经元之间的化学和电信号传递实现的。对于视觉神经元而言，当感光细胞受到光刺激时，会产生一些化学反应，然后将产生的电位传递到中间神经元，中间神经元再将信息传递给终极神经元，最终产生感知结果。

此外，在视觉神经元的信息传递过程中，会发生一些神经可塑性现象，如突触可塑性和功能可塑性。突触可塑性指的是神经元突触连接的强度和数量可以随着学习和记忆的形成而改变。而功能可塑性指的是在不同的视觉刺激下，神经元会进行不同的功能调整，从而实现对不同视觉信息的处理。在视觉神经元的信息传递过程中，各个神经元之间的作用和调节是非常复杂的，但对于理解视觉感知的基本原理以及视觉感知的发展特点来说，神经元的作用至关重要。

二、视觉感知的基本原理

（一）光学原理

光学原理是视觉感知的基本原理之一，指的是在自然环境或人工环境中，通过光线对物体的反射、折射、漫反射等现象形成的视觉效果。光线经过眼睛的角膜、晶状体等透明介质的折射和聚焦等作用反映在视网膜上，产生了与周围环境的交互。在光学原理的作用下，我们才能够看到多彩的世界。光学原理能够解释许多视觉现象，例如，随着物理角度距离的增加，人观察火的大小和亮度都会降低，这与光线的折射角度、入射光线密度等相关，这一现象被称为"视锥模型"。

视觉感知在学前童阶段具有很大的发展潜力，因为他们的眼睛、视网膜、视觉神经等都处于发育中。光学原理对学前儿童的视觉感知要素形成也具有重要帮助。因此，在学前教育中，对光学原理的探究和应用至关重要。

（二）神经传递原理

神经传递原理是视觉感知中非常重要的环节。它是指视觉信息透过神经元传递至大脑处理的过程。神经元是组成神经系统的基本单位，它由细胞体、轴突和树突组成。我们的视觉信息首先通过视网膜上的感受器——视觉受体进行转化，经过处理后形成神经冲动，然后沿着神经元的轴突传递，到达大脑皮层后，再被解码成我们熟悉的图像。

在神经传递的过程中，神经递质也是一个非常重要的因素。神经递质是一种化学物质，能传递神经冲动，沟通神经元之间的信息，促进神经元之间的相互作用。而在视觉系统中，有两种最重要、最常见的神经递质，分别是乙酰胆碱和谷氨酸。前者负责调节注意力和视觉运动控制，后者则参与大部分的视觉传递过程。

神经传递过程中还涉及到视觉通路的问题。视觉通路指的是信息从视网膜到大脑皮层的传输路线。正常的视觉通路经历了多个信息加工和调节的过程，以保证能够更好地适应环境。例如，视网膜上的感受器先接收刺激，经过初级视觉皮层、中级皮层、高级皮层等多个处理区域，最终到达大脑的前额叶和顶叶，完成对视觉信息的加工和处理。这些皮层的区域不同，承担的功能也不同，但它们的处理方式是有相同特征的。

总之，神经传递是视觉系统中不可或缺的环节。它直接涉及到传输和加工视觉信息的能力。通过研究神经传递原理，我们可以更好地了解视觉系统是如何工作的，更好地指导学前儿童教育相关的实践工作。

（三）认知原理

在学前儿童视觉感知的发展过程中，认知原理在其中具有重要的作用。认知原理是指儿童将所观测到的信息进行主观选择、整合和解释，从而构建起个体的视觉认知的过程。儿童在视觉感知中所经历的认知过程，不仅仅只是接受外部刺激，同时还需要将外界的感觉信息进行意义方面的分类、组合和整合，从而得出一个完整的认知结果。认知原理对于整个视觉感知过程中的信息处理方面，具有着至关重要的作用。

在认知原理方面，儿童还需要通过不断的活动和感官刺激来积累经验和知识。通过对外界的感受到的信息进行深层次的理解和思考，儿童能够逐步建立自己的认知模型框架，而这一过程也正是视觉认知发展过程中的重要环节。在视觉认知的发展过程中，因为儿童的智力发展水平和经验是具有相对性的，所以儿童所形成的认知模型框架也是各有特点的，并且会在认知过程中不断进行微调和完善。

认知原理在儿童视觉感知的发展过程中具有非常重要的作用。儿童的视觉感知过程不仅仅限于具体的感官刺激，更需要通过认知原理将这些刺激信息进行整合和解释，最终获得有意义且全面的视觉感知结果。因此，在培养和提高儿童视觉感知能力的过程中，必须要重视认知原理的应用，通过适宜的教育和训练来促进儿童视觉认知向更高水平发展。

三、视觉感知发展的特点

（一）视觉发展的时间序列

视觉发展是指儿童视觉功能、认知和行为在时间上的生物学发展过程。视觉发展的时间序列主要包括视觉起源期、视觉发展初期、视觉发展中期和视觉发展晚期四个时期。视觉起源期是指婴儿在母体内时视网膜基本发育完成并开始产生视觉反应的时期，一般在24周后。视觉发展初期是指儿童在出生后3个月至1年，这个时期儿童对视觉刺激的反应趋向于被动，如对颜色、形状和大小的感知。视觉发展中期是指儿童在1至3岁期间，这个时期儿童开始主动探索周围环境并学习使用视觉信息，如观察模仿表情和动作。视觉发展晚期是指儿童进入学龄前期，在此期间儿童对视觉反应的控制和运用越来越熟练，且视觉生物学结构已基本成熟。

同时，视觉发展的阶段特点也值得关注。在视觉起源期，婴儿对于虚无缥缈、模糊的外界视觉刺激会呈现出一些固定和简单的反应，例如眨眼等。在视觉发展初期，婴儿能够看懂黑白条纹，但是对于细节和颜色缺乏辨别能力。在视觉发展中期，儿童对于颜色、质地、光亮度及特定的形状和构造有了明确的适应能力并开始学习使用视觉信息。而在视觉发展晚期，儿童已经掌握了关于颜色、形状、大小、位置、方向、比例等的感知，并且可以使用这些信息进行对比、识别和计算。

视觉发展的个体差异也很显著。不同的儿童视觉发展存在较大的差异，这种差异发展的原因比较复杂。同一社会环境中，孩子们可能受到的不同刺激影响会导致不同程度的视觉发育，遗传和生理因素也是影响视觉发展的重要因素。此外，个体差异还与年龄、出生季节和性别等相关，了解个体差异对于发现潜在问题以及制定有效的干预策略至关重要。

视觉发展的环境影响是视觉发展领域的另一个研究重点。环境因素主要包括视觉刺激的质量和数量等。在生活中，儿童所受到的视觉刺激数量和质量会对视觉发展产生显著影响。例如接触大自然中的各种事物，有助于扩展儿童视觉反应范围并激发视觉好奇心。另一方面，不良的环境因素，如太阳照射和电脑辐射对视觉发展会有不良影响，故而视觉保护尤为重要。

（二）视觉发展的阶段及其特点

1. 视觉感知的发展阶段

（1）新生儿期

新生儿期是视觉感知发展的最初阶段，这个阶段的视觉感知主要表现为对亮度和运动的敏感。在这个阶段，婴儿对于黑白亮度的差异有着非常敏感的反应，可以区分黑和白，但还不能辨别颜色。同时，他们对于运动更为敏感，会对移动的物体有着强烈的反应。这些反应可以通过实验方法进行测量，例如让婴儿看不同亮度或运动轨迹的物品，观察他们的反应和注意力情况。

另外，新生儿期还同时具备一些其他的视觉感知能力，例如对于人脸特征和表情的辨识能力，以及对于空间形状的感知能力。但在这个阶段，由于他们的视网膜没有完全发育，所以对于细小的物体或者图形的辨识性较差。新生儿期是视觉感知发展的开始，婴儿对于亮度和运动方面有着相对强烈的反应能力，同时也表现出了一定的面部识别和空间形状感知的能力。这些都为儿童视觉感知之后的发展奠定了基础，同时也为儿童的视觉诊断和矫治提供了重要的参考依据。

（2）婴幼儿期

婴幼儿期是视觉感知的关键发育时期，婴幼儿期的视觉发展将对其学习、行为习惯以及智能发展产生深远的影响。婴幼儿期的视觉神经系统经历了快速而复杂的发育过程，从对光的反应到视觉目标的跟踪，都需要不断地训练和练习，以具备正常的视觉处理能力。因此，在婴幼儿期，教育者和家长需要给予关注和适当的指导，促进婴幼儿视觉感知的正常发展。

在婴幼儿期，视觉感知主要包括对颜色、形状、大小、距离和方向的敏感度以及对空间运动的感知。在出生后的数周内，婴幼儿对高对比度的黑白图案具有较强的反应，并对面部、眼睛和嘴唇等特定区域的反应更为明显。此外，婴幼儿在6至9个月时逐渐发展出对颜色和形状的区分能力，同时开始通过双眼协调视觉来定位物体位置。在1至2岁时，婴幼儿的视觉能力进一步发展，对大小关系、位置关系以及立体感的认知和感知能力有了明显的增强。随着婴幼儿的成长，视觉感知能力将不断加强，但前提是需要不断地接触不同类型的视觉刺激，并得到相应的体验和训练。

因此，在实际教育过程中，教育者和家长应该注意三点：第一，提供丰富而多样化的视觉刺激，例如绘画、图书、自然景物等，以帮助婴幼儿不断强化和改进视觉感知能力。第二，注意环境的改变和调节，例如增加光亮度、改变物体位置等，以对婴幼儿的视觉感知进行刺激。第三，要通过游戏、互动等活动形式，激发婴幼儿的学习兴趣和提高其学习积极性，以全面促进婴幼儿的视觉感知发展。

（3）学前儿童期

在学前儿童期，视觉感知的发展已经相对成熟。学前儿童可以通过视觉信息获取更加丰富的外界信息。在这个阶段，学前儿童已经可以识别和辨别物体的大小、形状、颜色。此外，他们还可以注意到物体的运动和变化。

在学前儿童期，学前儿童的视觉注意力也得到了显著的提高。他们可以集中注意力观察一个物体，而不会轻易地转移注意力。学前儿童还可以区分物体间的差异，并且可以通过视觉信息掌握物体的位置和方向。比如，在做拼图时，学前儿童能够利用视觉信息识别每块拼图，并把拼图块放在正确的位置上。此外，学前儿童还可以逐渐掌握三维物体的概念和空间关系，并且能够识别物体的正面、背面和侧面等方位。这种能力的提高使得学前儿童可以更好地适应周围环境，并且有助于他们的其他学科学习。

因此，在学前儿童期，视觉感知能力得到大幅提升。学前儿童可以通过视觉信息获取更加丰富的外界信息，并且可以识别和辨别物体的大小、形状和颜色，还可以掌握物体的位置和方向。这对于学前儿童的成长和发展具有重要的意义。

2. 视觉发展的阶段特点

视觉发展的阶段特点是指儿童在视觉发育过程中，不同年龄阶段所表现出的视觉能力、特点和规律。视觉发展的阶段特点可以分为婴儿期、幼儿期和儿童期三个阶段。

婴儿期是视觉发展的起始阶段，大约从出生到 1 岁左右。此时，婴儿对周围事物的视觉感受主要来源于感觉经验和天生的感官反射。婴儿对大小、形状、颜色、明暗等能够有一定的判断能力，但是对于图形结构、立体感等的感知能力尚未形成。

幼儿期是视觉发展的重要阶段，大约从 1 岁到 6 岁。在这个阶段，孩子的视觉能力有了很大的飞跃，不仅能够更好地辨认物体，也能开始感知物体摆放和空间位置的变化。此外，孩子学习和发现事物的过程中开始注重细节，能够辨识复杂的图形结构和模式。幼儿期还是发现颜色、大小等差异的重要时期。

儿童期是视觉发展的进一步完善阶段，大约从 6 岁到 12 岁。在这个阶段，孩子能够更加熟练地运用视觉进行认知和想象活动，形成了比较完整的空间概念和视觉记忆，同时，也对图形和色彩的艺术组合有了更加深入的理解和表达。

因此，视觉发展是一个不断完善和进化的过程，不同阶段的特点和规律有所不同，但都是建立在前一阶段成果的基础上的，并且也受到个体差异和环境的影响。了解视觉发展的基本原理和规律，对于开展视觉教育有积极的指导作用。

（三）视觉发展的个体差异

视觉感知的个体差异是指不同个体在视觉感知能力方面呈现出的差异。不同的个体在视觉感知能力的发展速度、范围和深度等方面会存在较大的差异。这种差异既有遗传因素，也受到环境因素的影响。

首先，遗传因素是导致视觉感知个体差异的主要原因。遗传基因对人类视觉系统的发展起着重要作用。不同的遗传基因会导致不同的视觉感知能力和特点。例如一些人天生具有优秀的色觉能力，而一些人则存在色盲等问题。此外，视觉发展的进程也会受到遗传因素的制约。有些儿童天生视力就很好，而有些儿童可能需要更长的时间来培养和完善自己的视觉能力。

其次，环境因素是影响视觉感知个体差异的重要因素。在儿童成长的过程中，外部环境会对其视觉发展产生影响。例如，家庭环境、生活习惯、饮食环境等都会对视觉发展产生影响。此外，教育环境的质量和培养方式的不同，也会影响视觉功能的发展。如儿童在不同的学前教育环境下，其视觉功能会存在差异。

再次，视觉感知个体差异还与个体自身的心理状态和需求有关。对于不同的个体来说，其视觉感知的发展和需求存在差异。例如，在学习、生活和工作等方面，不同的个体会呈现出不同的视觉需求和感知方式。因此，在视觉感知的培养和发展过程中，需要针对不同的个体特点制定具体的培养计划和方法，以最大化挖掘个体的视觉潜力，提高其视觉感知水平。

综上所述，视觉感知的个体差异是一种普遍存在的现象。要提高视觉感知能力，必须充分考虑个体差异的存在和影响因素，并需要针对不同的情况采取有针对性的培养方法。

（四）视觉发展的环境影响

视觉发展的环境影响是指外部环境对学前儿童视觉感知能力的影响，包括生活、学习、游戏等方面的环境因素对其视觉发展的影响。视觉环境的复杂性和质量是影响视觉发展的重要方面。

第一，视觉环境的刺激质量对学前儿童视觉感知的发展具有重要影响。良好的视觉环境刺激有利于儿童视觉神经及其连接的形成和巩固，促进儿童的正常视觉发展。相反，贫乏的、单调的视觉刺激会阻碍儿童的视觉发展，导致其视觉能力下降。

第二，视觉环境的情境能够影响学前儿童视觉感知的发展。孩子在家中、幼儿园或其他过渡环境中接受不同的视觉环境，这些环境对该年龄段儿童视觉发展的不同阶段将产生不同的影响。例如，有研究发现，在家庭阅读活动中，父母与孩子之间的互动能够促进孩子视觉语言的发展，有利于儿童相关认知能力的提高。

第三，视觉环境的稳定性和变化性也会影响学前儿童的视觉感知能力。相比稳定的视觉环境，变化的视觉环境能够吸引儿童的注意和兴趣，培养视觉刺激的注意力和识别能力，有助于儿童视觉感知能力的更好发展。

总的来说，在视觉环境的影响下，学前儿童的视觉感知能力得以发挥，但也需要多方面关注他们所处的视觉环境，同时要提高视觉环境的质量，促进儿童视觉感知能力的良好发展。

第二节　视觉感知能力的影响因素

一、遗传因素

（一）视觉感知的遗传基础

视觉感知是学前儿童认知发展的重要组成部分，从遗传学角度来看，视觉感知能力的遗传基础受到个体遗传基因构成的影响。从基础遗传学的角度来看，视觉感知能力的遗传基础是由遗传物质中的基因控制的。研究表明，视觉感知与遗传因素之间具有明显的相关性，遗传基因对视觉系统及其功能的发挥和运行有明显的影响。视觉感知能力具有一定的遗传不确定性，其主要原因是受遗传基因的复杂性、多样性、互作性及其环境间的相互作用所影响。

同时，视觉感知是一种成熟的功能，发育受到一些最重要和基本抗原的遗传介导。例如视网膜、视神经及其他大脑听觉触觉传导通路的发育所受到的互补遗传影响，都对视觉感知的发育具有重要作用，不同的人在视觉系统发育进程中所表现出的差异，均受到遗传因素的影响。

综合来看，视觉感知能力的遗传基础具有重要的意义，是影响学前儿童视觉感知发展的关键因素，也是学前教育中不可忽视的因素之一。因此，在开展学前儿童视觉感知的相关研究以及制定教育干预方案时，必须充分考虑视觉感知能力的遗传基础及其影响因素，以此为依据，制定相应方案，促进学前儿童视觉感知能力的良好发育。

（二）遗传因素对视觉感知的影响

在学前儿童视觉感知的影响因素中，遗传因素非常重要，其文化遗传模型影响了视觉感知的基本形式。遗传因素主要包括基因和染色体，遗传变异通过遗传物质复制和转移等过程影响个体的视觉感知能力。

研究表明，儿童视力问题有一定的遗传性，比如近视、远视、散光等的产生均与基因有关。儿童的初始视觉能力与遗传密切相关，不同的基因遗传方式影响视觉的敏感性和发展速度，遗传差异在儿童视觉发展过程中形成了不同的视觉特征。

遗传因素对视觉感知的影响是显著的，基因的遗传方式和基因的作用规律在儿童视觉发展中起着重要的作用。由于遗传影响的不确定性，其对视觉感知的影响是难以预测和控制的，但是各种遗传因素对视觉感知的影响是可测定的，可以为一些早期干预提供指导。

总体来看，视觉能力的某些方面具有遗传倾向，但是遗传因素的影响并非决定性的，环境因素同样对视觉感知有很大的影响。因此，要重视合理的教育和训练，使环境、遗传相互作用，共同促进学前儿童视觉能力的发展。

（三）遗传因素与视觉障碍的关系

视觉障碍是指影响眼睛、视神经甚至大脑的形态或功能的一种损伤，它会引起视觉能力的障碍。发展性视觉障碍指视觉能力在婴儿期和幼儿期未能正常发育，导致视觉能力的下降。发展性视觉障碍的症状包括：眼球无法共同对准；看黑板上的字时出现跳动或飘动；一只眼睛的视力比另一只低；眼睛盯着一个物体的时间很短等等。

首先，家族史是发展性视觉障碍的重要提示。许多研究表明，患视觉障碍的个体的家族史与发展性视觉障碍有直接相关性。因此，许多遗传基因已被证明是导致视觉障碍的重要因素。例如，家族性近视和屈光不正与某些遗传基因有关。

其次，一些遗传因素还被证明可以通过改变视神经发育或影响大脑的神经元连接而导致视觉障碍。在视觉发育过程中，神经元的生长和重组需要遵循复杂的规律。遗传因素的改变可能会扰乱这些规律，导致视觉能力的异常。

再次，积极的家庭教育与科学干预可以显著改善儿童的视觉能力。如通过游戏和其他学习方法的结合，提高儿童对颜色、形状和大小的敏感性。有关研究表明，即使在遗传因素不好的情况下，这些方法也可以显著促进视觉能力的发展。

综上所述，遗传因素是发展性视觉障碍的重要因素，家族史是其重要提示。虽然遗传因素无法改变，但采取正确的教育和治疗方法可以促进视觉能力的发展。因此，积极预防发展性视觉障碍对儿童的视觉发育具有重要意义。

二、环境因素

学前期是视觉发展的关键时期，环境对儿童的视觉发展起着重要作用。环境因素主要包括外界刺激和文化背景两个方面。

在外界刺激方面，研究表明，家庭环境与儿童的视觉感知能力密切相关。良好的家庭环境、充足的营养和优质的睡眠可以提高儿童视觉发展的水平。而长期处于营养不良、缺乏睡眠的环境中的儿童，视觉发展存在滞后或异常现象。

在文化背景方面，不同的文化背景也会对儿童的视觉感知能力产生影响。例如，某种文化注重集体主义和家庭观念，因此，孩子们在成长过程中常常受到保护和关爱；而另一种文化中，个体主义和自我表现是被重视的，孩子们的独立性和表现力就受到更多的培养和鼓励。

在视觉感知的发展过程中，环境因素不可忽视。通过提供良好的环境刺激和文化教育，可以帮助儿童发展出更好的视觉感知，从而为儿童的成长发展奠定基础。环境因素对儿童视觉感知的影响，主要通过影响儿童视觉能力的发展和训练来体现。儿童的视觉功能的完善需要充分的视觉刺激，环境的刺激会对儿童视觉感知的发育产生积极或消极的影响。

在日常的环境刺激中，视觉是人们感知世界最主要的方式。而环境刺激的质量与数量直接影响视觉系统的功能发育。对于学前儿童，环境的刺激对视觉感知的影响更为重要。如果环境缺乏足够的视觉刺激，儿童可能会出现视觉功能上的局限，例如近视、散光等。反之，如果环境中存在大量的、高质量的视觉刺激，不仅可以促进儿童视觉感知的发展，还能提高其视觉表现和注意力的水平。

除了刺激质量与数量外，环境刺激的变化也会对视觉功能的发展产生影响。例如，在家庭环境中经常更改物品的布局或添加新的玩具，都能提供新的视觉刺激，从而促进儿童视觉能力的全面发展。而在学校中，老师也能通过不同的教学手段、教具等，优化环境刺激，提高学前儿童的视觉表现能力。

因此，在学前儿童的视觉感知中，环境因素的影响尤为重要。家庭与学校的环境刺激，能够直接影响儿童视觉感知的发展和表现。因此，父母和教师应该注意提供充足的高质量视觉刺激，并适时对环境进行改变，以促进学前儿童视觉感知能力的全面发展。

（一）家庭环境的影响

家庭环境作为学前儿童成长的重要场所，对于其视觉感知的影响不可忽视。研究表明，家庭环境富有激励性和情感性的互动，可以增强儿童的视觉感知能力。家长与孩子的沟通和互动不仅可以满足儿童的生理和心理需求，还可以促进儿童视觉能力的发展。

良好的家庭环境可以提供与儿童年龄相适应的刺激和游戏，促进其视觉能力的自我发现和探索。例如，在家中设置丰富的画册、玩具和游戏设施，可以让儿童通过触摸、描绘、模仿等多种方式，锻炼感知、想象和表达能力。此外，在日常生活中，家长还可以通过绘画、手工和搭积木等，有计划地引导儿童多维度感知和表现自己。

富有父母关注和支持的家庭环境可以增强儿童的自信心和归属感，为其视觉感知的发展提供积极的心理支持。儿童会因家庭氛围的和谐与否而受到不同程度的影响。如果家长能够积极陪伴、鼓励和肯定孩子，关心孩子的成长和发展，与孩子形成良好的亲子关系，就能够为儿童的视觉感知发展奠定良好的基础。

缺乏家庭关爱的儿童，可能会存在视觉感知能力下降的风险。这些孩子的生活环境通常单调，不能提供足够的额外刺激。家长在教育儿童时过于苛求生活细节和学习成绩，导致互动匮乏，不利于儿童视觉感知能力的发展。

因此，为了提高学前儿童的视觉感知能力，我们首先要注意营造一个富有情感的家庭环境，培养其热爱生活、主动探索和勇于表达的兴趣。同时，家长还应该通过开展多样化的亲子交流与活动，在增强亲子互动的同时，促进学前儿童视觉感知能力的全面提升。

（二）学校环境的影响

在学前儿童的视觉感知发展中，学校环境也起到了一定的影响作用。学校是儿童成长、认知、情感和行为发展等多方面教育的重要场所，与视觉感知也有着密切的关系。

学校环境可以提供丰富的视觉刺激。在学校中，儿童们会接触到各种各样的信息，如课本、图表、幻灯片、图片、视频等，这些信息可以有效地刺激他们的视觉系统，促进他们对视觉信息的有效感知和理解。此外，学校中的各种实验、游戏、活动、展示等也为孩子们提供了广泛的视觉刺激，促进其视觉感知与学习能力的提升。

学校环境也会影响到学前儿童的视觉偏好和习惯。在学校的学习和社交过程中，他们会慢慢形成自己的视觉习惯和偏好，例如对色彩、形状、大小、图案等的喜好。同时，学校里的教学内容也对儿童们的视觉偏好和习惯产生影响，例如教师对教材中图片的选择、展示方式等都会对儿童们的视觉偏好和观念产生影响。

此外，学校环境还能影响学前儿童的视觉行为和技能的发展。学校中有许多需要依赖视觉能力的活动和任务，例如写字、看板书、操作计算器等，这些活动都是培养他们视觉行为和技能的重要手段。在学校中，他们还会接受各种视觉训练与指导，这些活动有助于促进视觉能力和技能的提升。

综上所述，学校环境对学前儿童视觉感知的影响是多方面的，包括提供丰富的刺激、影响视觉偏好和习惯、促进视觉行为和技能的发展等，这些方面都对学前儿童的视觉感知能力的发展起到了重要的作用。因此，学校应该重视和加强对学前儿童视觉感知的培养和关注，为他们提供和营造良好的学习和成长环境。

三、神经发育因素

（一）视觉感知与神经发育的关系

视觉感知是学前儿童十分重要的认知领域，其发育过程是一个非常复杂的生物过程。神经系统的发育与视觉感知息息相关，因为视觉信息要求在大脑皮层之间传递、组织和解释。视觉感知与神经发育是相互作用的，它们在很大程度上从人出生开始就并行发展。视觉感知的正常发展对于其他认知加工过程的发展也至关重要。同时，神经系统在视觉感知过程中扮演着重要角色，它接受周围世界的信息，并且随着时间的推移加工和存储这些信息，最终形成一系列完整的视觉认知。

神经发育对视觉感知的影响是多方面的。在视觉发育早期，神经发育具有促进视觉感知发展的重要作用。比如，纹理辨别和空间定位的能力需要大量的感觉输入，而这些感觉输入则需要神经发育来细化视觉处理和表现。此外，在视觉发育晚期，神经发育还会增加视觉感知的复杂性和准确性，甚至对某些高级视觉认知过程产生影响。不仅如此，在神经异常的情况下，视觉感知的发展可能会受到阻碍。例如，婴儿时期的严重视网膜病变可能导致大片视觉区域丧失，进而影响视觉认知过程。此外，某些特殊因素也可能对神经发育造成负面影响，从而导致视觉感知异常。

综上所述，神经发育在视觉感知发展中发挥着至关重要的作用。正常的神经发育可以促进视觉感知健康、丰富和准确发展，而神经异常则可能导致视觉感知的异常和缺陷。因此，在学前教育中，要注意开展相关活动，以促进视觉感知的正常发育，从而更好地促进学前儿童的整体认知发展。

（二）神经发育的影响

神经发育对视觉感知具有重要的影响。儿童在生长发育过程中，视觉感知能力和神经发育是息息相关的。在人脑神经元形成和延伸的过程中，视觉中心神经元也开始形成。这些神经元负责接受视觉信息，通过不断的联系和转化，最终形成了儿童视觉感知的能力。换句话说，神经发育的成熟度对于儿童视觉感知的正常发展起着至关重要的作用。

在生长发育的过程中，儿童的神经发育可能会出现发育缓慢或停滞，这也将对儿童视觉感知的发展带来负面影响。因此，对儿童神经发育的积极干预，有助于儿童视觉感知的正常发展和再造。神经发育异常容易导致儿童出现各种各样的视觉问题，这些问题往往直接影响到儿童的视觉感知和视觉发展。如果及时干预，可以有效避免不良的视觉后果，保证儿童的视觉感知发展得更健康、更快速。

通过针对儿童神经发育阶段的干预措施，可以促进儿童大脑中视觉神经元的形成和延伸，强化大脑视觉区的连接，因此要充分认识神经发育对视觉感知的影响，并积极干预，以促进儿童视觉感知的健康发展。

（三）神经发育的异常

神经发育异常是导致学前儿童视觉感知问题的一个主要因素。神经发育异常会对感觉信息的处理、解释和应用能力造成抑制或者干扰，从而影响视觉感知的发展。具体地说，学前儿童的神经发育异常主要表现为注意力障碍、神经发育受损。

注意力障碍将会影响儿童的观察能力。他们的视觉注意力和执行控制能力都与注意力障碍有关。这就意味着，对于学前儿童，他们在感官输入方面可能存在集中注意力和执行控制的困难，即使输入了视觉信息，他们也可能不会对其进行正确的注意和处理，从而对视觉感知的发展带来影响。

神经发育受损也是导致视觉感知问题的重要原因。视觉信息的处理，对大脑的发育有着重要的作用。可是，神经发育受损，可能会破坏大脑内部的信息处理和传递系统，从而导致视觉信息的误读，阻碍视觉感知能力的提升。

因此，神经发育异常是影响学前儿童视觉感知的主要因素。儿童在神经发育方面存在问题，都会对视觉感知产生不利影响。引起视觉问题的神经发育异常，可以通过一系列的干预方法得到改善，为学前儿童的视觉感知发展提供帮助。

（四）神经发育的干预

神经发育的干预是一种早期干预措施，它旨在纠正与发展神经系统发育相关的各种问题，目的是让婴儿和幼儿的大脑能够更好地适应现有环境，从而达到更好的认知和运动能力的发展。研究表明，对于眼睛和脑部发育不完全的学前儿童来说，进行神经发育干预可以有效改进他们的视觉感知和认知功能。

神经发育的干预是通过对儿童进行一系列的视觉训练，来帮助他们改善或克服视觉感知问题的方法。常用的干预方法主要包括快速阅读、视觉记忆等，这些方法都有助于提高儿童的感知能力，促进儿童的神经发育，减轻神经发育异常对其视觉感知的影响。

在对学前儿童进行神经发育干预的过程中，需要根据学前儿童实际的视觉感知能力和神经发育情况，采用有效的干预方法。进行干预的过程中需要注意科学性和系统性。例如，通过视觉体验、手部动作、触觉刺激和听觉刺激等多种方法，对眼睛和脑部进行训练。此外，对于早产儿和出生体重偏低的学前儿童，进行神经发育干预也是至关重要的，因为这些儿童更容易出现视觉功能缺陷和认知功能障碍。

同时，神经发育干预对于学前儿童的视觉感知发展具有重要意义。从不同的角度提高视觉能力和保持视觉健康，将有助于学前儿童更好地完成学习和提高生活能力。因此，针对学前儿童的视觉感知问题，神经发育干预是一种有效的提高视觉感知的措施。

四、社会互动因素

社会互动也是影响学前儿童视觉感知的一个重要因素。学前儿童在不同的社会互动环境中，会感受到不同的视觉信息和刺激，从而对视觉感知产生影响。社会互动可以分为家庭互动和学校互动两方面，对儿童的视觉感知都有重要的影响。

社会互动对学前儿童的视觉感知有积极影响。研究发现，与年龄相匹配的陌生人互动能够提升学前儿童的视觉感知水平。在这种情况下，他们会更注重观察对方的面部表情和语言，从而锻炼和提高自己的视觉感知能力。在社会互动中，他们还能接触到各种各样的物品，感受到不同的形状、颜色和纹理，从而拓展自己的视觉空间。

另外，社会互动也能够促进学前儿童的眼球的运动协调。在与他人玩耍时，孩子们需要时刻观察周围环境，感知对方的动作，调整自己的行为，这时眼球运动器官就会得到锻炼。长期的社会互动会让儿童的眼球运动更加协调，从而更容易识别物体的外形和运动状态。

总之，社会互动对学前儿童的视觉感知能力有十分积极的影响。适度的社会互动不仅可以帮助他们拓展自己的视觉世界，还能够促进眼球运动的协调。因此，家长和教育者需要营造良好的社会互动环境，让学前儿童能够在自然的社交环境中学习和成长。

（一）家庭互动的影响

家庭是学前儿童学习、成长的重要场所，家庭中的社会互动对儿童的视觉感知产生着重要影响。

首先，儿童在家庭环境中接受各种文化影响，通过观察父母、家人和其他人的行为，他们往往能够更好地理解世界。在愉悦关怀的家庭环境中，他们的视觉感知能力和认知水平通常更高。

其次，父母的教育方式、家庭的价值观和文化背景都对儿童视觉感知产生影响。例如，家长往往强调对儿童观察的引导，认为视觉感知是儿童认知能力的重要组成部分。因此，在家长教育中要注意合理引导和教育儿童视觉感知的能力，提高儿童视觉感知的能力和技巧。

再者，儿童在社交中接受并学习各种视觉信息，并能通过互动和交流发展自己的视觉感知能力。例如，家庭中的游戏和互动可以提升儿童观察、分辨、理解各种事物的能力。

总之，家庭互动对儿童视觉感知的影响非常大，父母应该在教育孩子时有意识地引导、促进和培养他们的视觉感知能力，为他们正确理解世界提供帮助和引导。

（二）学校互动的影响

学前儿童视觉感知的发展与成长受到多种因素的影响，在学前儿童视觉感知的发展中，学校互动起着至关重要的作用。

学校是儿童接受教育的重要场所，学校互动可以提供丰富多样的学习与体验机会，帮助儿童在视觉感知方面健康成长。例如，学校的各种课程可以通过视觉图像和实际操作来提高儿童的视觉能力和感知能力，并且增强其对外界事物的观察能力。

学校互动也能培养儿童的自信心和社交技能，提高社交沟通中的视觉感知能力。在学校中，儿童需要与同龄的小伙伴们交往，学会如何观察、感知和理解其他人的面部表情、手势和姿态，从而与他人积极沟通交流并建立良好的人际关系。

此外，学校互动对视觉感知的影响还可以通过其他途径来体现。例如，在学校中参与各种体育运动和文化艺术活动，可以提高儿童的身体协调能力和感知能力。同时，学校的环境也可以设计成一个真实而丰富的场景，让儿童在模拟场景中体验和感受，从而促进视觉感知和认知能力的发展。

因此，社会互动因素对学前儿童的视觉感知成长和发展有着非常重要的作用。学校作为学前儿童主要接受教育的场所，其将继续被视为重要影响因素，增强学校的社会互动有助于促进学前儿童视觉感知的成长和发展。

五、学习与经验因素

学习与经验因素也是影响学前儿童视觉感知水平的重要因素。学习与经验是儿童在学习、游戏、互动等多种实践中积累的，因此，良好的学习和体验可以有效促进儿童的视觉感知水平提升。

学习是儿童获取知识和技能的主要方式，良好的学习体验可以增强儿童的自信心和自我意识，在学习过程中，他们会接触到许多不同的视觉刺激，如色彩、形状、大小、空间位置等。这些刺激可以潜移默化地影响他们对于视觉世界的理解和认知，进而促进其视觉感知水平的提升。

除了学习外，儿童在游戏和互动中也能够习得许多知识和技能。游戏和互动是学前儿童探索世界和认知自我的重要方式，良好的游戏和互动体验可以帮助儿童获得更多的视觉刺激和经验，进而提高其视觉感知水平。同时，游戏和互动还可以激发学前儿童的好奇心和想象力，促进其视觉感知能力的发展。

视觉感知的训练也是促进儿童视觉感知发展的重要途径。针对学前儿童视觉感知的不同问题，如视力缺陷、空间认知不足等，采取不同的视觉训练方法可以有效提高他们的视觉感知水平。

因此，良好的学习和体验、游戏和互动以及视觉感知的适当训练都可以促进学前儿童视觉感知水平的发展。家长和教育者需要重视这些因素的影响，并采取有效措施来促进他们的视觉感知能力的提高。

此外，影响学前儿童视觉感知发展的因素还有以下三种。

（1）年龄因素。学前儿童视觉感知的发展过程是一个复杂的过程，在这个过程中，影响因素多种多样。其中，年龄因素是影响视觉感知发展的重要因素。然而，不同的儿童在视觉感知的发展上存在个体差异。除了年龄因素外，还有其他因素的影响，例如学习环境和家庭等。在学习环境方面，儿童是否接受过相关的训练会影响其视觉感知能力的发展；而在家庭方面，例如父母的文化程度和家庭教育方式等，会对儿童的视觉感知产生一定的影响。

因此，年龄因素对于学前儿童视觉感知的发展具有一定的作用，但是，学习环境和家庭等也起到了重要的影响作用。儿童的视觉感知发展应当综合考虑这些因素，从而更好地促进儿童的视觉感知能力的提高。

（2）学习环境因素。首先，学习环境应该具有丰富多彩的色彩和形状，以便学前儿童能够接触到丰富多样的视觉刺激并加以区分和记忆。其次，教材教具的大小、高低等视觉因素也会影响他们视觉感知的发展。合理使用教具不仅能够促进儿童视觉感知的发展，还能够提高他们的学习兴趣和积极性。同时，教师的教学方法和教学风格也是影响学前儿童视觉感知发展的重要因素。教师应该注重营造良好的教学氛围和激发儿童的学习动力，以促进他们的视觉感知能力不断发展。此外，学前教育所处的社会环境也会对学前儿童视觉感知的发展产生一定影响。良好的社会环境可以提高学前教育的质量，促进学前儿童视觉感知的发展。社会环境中其他儿童的言行举止和成年人的角色表现也会对学前儿童的视觉感知产生影响。

因此，学前教育必须关注社会环境的整体发展，以保证学前儿童能够接受到最好的视觉感知培养。

（3）家庭因素。首先，家长的文化背景和教育水平对儿童的视觉感知培养有直接影响。文化背景和教育水平越好的家长，往往更加重视对儿童视觉发展的培养，会提供更多的视觉刺激和良好的视觉环境，让他们更容易接受并掌握。其次，家庭中的情感因素也会影响儿童的视觉感知发展。生活在温馨和谐家庭氛围中的儿童，往往更加积极主动地探索视觉世界，并能够形成良好的视觉习惯和兴趣爱好。但同时，家庭也可能成为学前儿童视觉发展的负面因素。例如，部分家庭可能存在着视觉环境比较差、家长视觉教育意识不足等问题，这些都会对他们的视觉感知和发展产生负面影响。此外，家庭中的一些不良习惯和行为，如长期使用手机等电子产品，会影响儿童的视力健康。

因此，家庭因素需要得到关注和重视，一方面家长应该重视对儿童视觉发展的培养，创造良好的视觉环境和家庭氛围，另一方面社会也应该加强教育和宣传，推动全社会更加关注和关心学前儿童的视觉健康和发展。

第三节　视觉感知能力的发展过程

一、颜色和形状感知

学前儿童的视觉感知发展是一个复杂而且长期的过程，其中对颜色和形状的感知是早期阶段。研究表明，对颜色的感知是在其出生后的头几个月逐渐形成的。婴儿刚出生时可以区分黑白和灰度，在后续几个月便逐渐掌握了更多的颜色知识，如红色、黄色等。

除了颜色，学前儿童对形状的感知也是在成长过程中逐渐形成的。依据相关研究，婴儿在 5 个月大的时候，就可以分辨出大部分物体的表面形状，6 个月之后，他们可以掌握不同的形状和不同种类的形状，例如圆形、星形、三角形等。在此基础上，他们能够通过对形状的认识来识别物品，对于边缘和轮廓线也有一定的敏感度，可以帮助他们在熟悉的物品中进行辨识。

总之，在颜色和形状的感知方面，学前儿童需要经过长时间的学习、认识和实践，才能够逐渐掌握其基础知识和技能。这对于学前儿童之后的正常成长和认知发展都具有十分重要的意义。

二、大小和位置感知

大小和位置感知是学前儿童在早期发展阶段中逐渐形成的基本视觉能力，它在学前儿童日常生活和学习中有着重要作用。

在大小感知方面，婴儿刚出生时只能对亮度较强的物体做出反应，而对颜色、形状和大小毫无概念。随着不断成长，婴儿才逐步认识到物体的大小，并开始能区分大小的差异。到了 3 岁左右，他们开始能够比较准确地估计物体的大小、形状和体积。这一能力也为他们后期的数学学习打下了基础。

在位置感知方面，学前儿童从出生时便开始积累着这一能力。例如，在游戏时，父母会把玩具放在婴儿身边或婴儿可触及的地方，使其成为一种位置感知的体验。此外，通过观察周围环境，他们也能逐渐认识到物体的位置关系，如物体的高低、左右、前后等概念。到了 3 岁左右，他们的位置感知能力达到了相对成熟的水平，并能将其应用于生活和学习中。

总体而言，大小和位置感知是学前儿童视觉感知发展的两个重要方面。他们在这方面的发展水平与其学习和日常生活密切相关。因此，家长和教师应该创造有利的环境和条件，帮助他们全面发展视觉感知能力，为他们的健康成长打下坚实的基础。

三、方向和运动感知

在早期的生命阶段中，学前儿童仅仅能够感知非常明显的、缓慢的运动，例如手臂的前后摆动，或物体的简单上下晃动。这类动作是比较单调的，不规律且缓慢的，因此，对于视觉感知的要求不高。4 个月大的婴儿能够追随一种物体的运动，到七八个月大时，对于一些比较复杂的运动表现出了很大兴趣，例如玩具车的旋转、水波的波动以及人物的走动。

通常情况下，在 5 岁前就已经掌握了完善的方向和运动感知能力。在 2 岁到 5 岁之间，儿童所感知的运动会有一些不同。他们会注意到不同类型的运动、不同方向上的运动变化以及运动的不同速度。在这个过程中，他们还能发展出对复杂的形状和运动的领会能力。在幼儿园阶段，他们可以通过画画来表现和记录他们感知到的运动和方向，他们也能够逐渐学会描述他们在游戏中观察到的运动和方向。

总之，方向和运动感知是学前儿童视觉感知过程中至关重要的一环。从早期阶段开始，他们对于一些单调的、缓慢的动作表现出较大的兴趣。在成长过程中，他们能够发展出更高级的、复杂的方向和运动感知能力，对于此类运动表现出了更多的想象和接受力。通过这种发展，他们的视觉感知能力得到了增强，他们对于如何操作物体、如何描绘空间的认知能力也得到了拓展。

四、空间关系感知

学前儿童在日常生活中对环境的感知、观察和理解，都离不开对空间的认知和思考。在学前儿童的视觉感知发展中，空间关系感知经历了一系列的演变。

学前儿童在空间关系感知方面，初始的认知为"这里和那里"，对于具体的位置和距离感知还十分模糊。例如，在日常生活中，他们可能会发现玩具车在离自己远处的地方，但无法准确地描述它与自己的距离和位置关系。

随着年龄的增长，学前儿童开始了解"前面""后面""左侧""右侧"等基本的空间关系概念，能够清晰地描述事物在空间中的位置关系。同时，他们也开始将事物划分为不同的空间，如"里面""外面""上面""下面"等，对空间的层次性也有了更深入的理解。

随着认知能力的提高，学前儿童还能更准确地描述和理解显微观的空间关系。例如，在画面中识别某一物体在一个平面或三维空间中的方向和距离，如在木质积木的搭建过程中，他们能够理解和掌握物体在空间中的位置、方向等概念。

总之，学前儿童的空间关系感知发展是一个渐进的过程，需要从各个方面进行激发、引导和指导。教师可以让他们通过活动、游戏等形式，提高他们对空间关系的认知水平，以帮助他们更好地理解和掌握这方面的知识。

五、视觉感知应用

（一）主要构成

1. 学前儿童视力保护

学前儿童的视力保护是非常重要的，这与他们今后的视觉健康直接相关。视力保护应当从生活中的方方面面抓起，包括生活环境、个人卫生、饮食习惯等，同时，还要注意以下四个方面。

（1）正确使用电子产品

现在的儿童非常喜欢接触各种电子产品，但是电子产品对视力的危害也是不容忽视的。因此，在使用电子产品时，应当注意三点：首先，掌握使用时间，通常建议每次使用不超过 30 分钟，每天使用总时间不超过 1 小时。其次，控制使用距离，不宜过于接近，错误的使用距离会对儿童的视力产生不良影响。最后，使用电子产品时应当注意灯光的亮度，以及避免反光，明亮的灯光会刺激儿童的视觉神经并可能导致视觉疲劳。

（2）注意室内光线的明暗度

室内的光线不仅会影响儿童的视力，而且还会对儿童的心理健康产生一定影响。室内光线合适的明暗度，不仅能够保护儿童的视力，同时还能让他们认识到季节、时间等自然规律，这对于儿童的认知发展非常重要。因此，在学习和生活的环境中，应当保证室内的光线合适，避免过强或过弱的光线。

（3）餐后不要马上进行静态视觉任务

餐后，特别是摄入含有较高脂肪的食品之后，儿童的视觉神经会处于亢奋状态，此时若进行过于静态的视觉任务，会加重视觉负担，对视力产生不良影响。因此，在餐后 1 小时之后，再进行静态视觉任务是非常必要的。

（4）适当进行户外活动

户外的光线不仅比室内的光线自然，而且还能刺激儿童的视觉系统，促进视觉神经的发育，并能促进他们的健康成长。因此，家长应鼓励儿童适当进行户外活动，这有利于他们的视力保护和身心健康。

2. 视觉感知在教育中的应用

视觉感知在教育中的应用是一个非常重要的研究课题，视觉感知在教育中的应用可以帮助学前儿童更好地学习，并促进他们的身心健康发展。

视觉感知在教育中的应用可以帮助学前儿童更好地理解和吸收所学的知识。他们的学习不仅仅是听讲和记忆，还需要通过视觉来进行理解和记忆。这意味着，教师们需要设计一些视觉化的教学方法，例如使用图片、幻灯片、视频等来帮助他们更好地理解所学知识。

视觉感知在教育中的应用也可以帮助学前儿童更好地发展他们的创造力和想象力。他们对于新事物的认识和理解很大程度上依赖于他们的想象力。通过创造出有趣的视觉图像，教师们可以激发他们的兴趣和好奇心，帮助他们更好地探索和发现新事物。

视觉感知在教育中的应用也可以帮助学前儿童更好地调节和维护他们的视觉健康。在当代，儿童的视力健康受到了很大的影响。因此，教育者需要通过知识普及和实践指导等方式，帮助他们更好地保护视力。

总之，视觉感知在教育中的应用有着非常重要的意义。教育者需要通过多种方式，如视觉化教学、创造性教学等，来帮助他们更好地学习、发展和保持视力健康。

（二）应用前景

学前儿童视觉感知的发展过程与社会的发展息息相关。视觉是儿童获得信息、认识世界的重要途径，同时也是与社会交流的重要媒介。因此，研究学前儿童视觉感知的发展规律，及早发现问题并及时干预，对于他们的身心健康和个人成长具有重要意义。

学前儿童视觉感知的研究成果可以广泛应用于学前教育领域。有了研究成果的参考，教育工作者可以在教学中更加合理地设计学前儿童的视觉感知培养方案，激发他们的学习兴趣与学习动机，充分发挥儿童的潜能。

学前儿童视觉感知的研究成果还能够广泛应用于语言康复领域。针对学前儿童视觉感知发展的训练，可帮助他们更好地理解外界信息所呈现的意义和内容，从而为他们的语言康复和发展提供更有力的支持。

此外，学前儿童视觉感知研究成果的应用前景还包括儿童智能玩具、VR技术等多个领域。例如，在儿童智能玩具方面，可通过研究儿童对颜色、形状、大小等感知特征的认知规律，为智能玩具的设计提供更科学、更合理的设计原则；在VR技术方面，通过研究儿童视觉感知的发展规律，可以为VR游戏的目标、内容和难度设计提供科学依据。

因此，学前儿童视觉感知的研究成果具有广泛的应用前景。未来，应保持对该领域的持续关注，积极推动学前儿童视觉感知的研究工作，在实践中不断探索其更广泛的应用领域。

（三）视觉训练

基于对学前儿童视觉感知的发展过程的分析，我们可以总结出一些有针对性的训练方式，通过适当的训练，有助于促进学前儿童视觉感知能力的全面发展。

第一，对于颜色和形状的感知，我们可以通过色彩和图形的分类、识别、搭配等活动进行训练。例如，可以利用各种色彩和形状的木块、积木等，引导儿童进行分类和搭配游戏，以激发其对颜色和形状的感知以及理解能力。

第二，对于大小和位置的感知，我们可以通过拼图、堆积等活动进行训练。例如，可以在一块底板上，放置各种形状、大小的积木，并引导儿童完成拼图和堆积，既能增强其对于大小和位置的感知能力，又有助于培养其空间想象力和动手能力。

第三，对于方向和运动的感知，我们可以通过各种动作和游戏来进行训练。例如，可以利用音乐引导儿童进行身体动作的模仿，如摇头、点头、舞蹈等，以激发其对于方向和运动的感知和认知能力。

第四，对于空间关系感的训练，我们可以通过各种空间模型、立体拼图等活动来进行训练。例如，可以利用立体拼图游戏，培养儿童的立体想象和空间认知能力，同时可以激发其创新思维和解决问题的能力。

通过相关的视觉训练，我们可以帮助学前儿童提高其视觉感知能力，从而为其今后的学习和生活打下坚实的基础。

第二章　学前儿童的视觉表现能力

视觉是儿童形成认知的基础，视觉发展的基本规律是认知和感知发展规律的具体表现。视觉发展与儿童其他方面的发展息息相关，它的发展不仅涉及儿童眼睛结构的成熟和眼睛功能的完善，也与儿童神经系统的发育、经验积累、认知策略及其环境因素等密切相关。

视觉发展具有一定的阶段性，一般可分为三个阶段。第一阶段是出生后至 3 个月大时，婴儿视觉主要表现为方向性反应和随动性反应，能够看到高对比度的物体，并且愿意看自己的照片或镜中的自己。第二阶段是 3 个月到 1 岁，婴儿视觉主要表现为眼球运动协调和视觉空间知觉能力的发展，能够定位和追视移动的物体。第三阶段是 1 岁到 6 岁，儿童视觉表现为视觉形态辨认、视觉空间变换和视觉知觉的提高。在这个阶段，他们渐渐能够辨认物体的特定属性和形态，也能够将这些属性和形态进行联想并构成故事。

视觉发展同时也受到许多内外部因素的影响。家庭教育和社会环境都能对学前儿童的视觉表现产生重要影响。良好的家庭教育和丰富多彩的环境，如阅读、手工、游戏等活动，能够促进儿童视觉能力的发展，而单一乏味的环境则会限制儿童的视觉发展。此外，一些非常规的视觉刺激也可能影响视觉表现的发展。因此，了解学前儿童视觉发展规律及其影响因素对于优化儿童视觉表现、提高儿童学习和认知能力具有重要的理论和实践意义，并能够为家庭教育和学前教育提供重要的参考。

学前儿童的视觉表现能力是指在正常的视觉环境中观察、感知和分析信息的能力。这种能力是他们能否适应幼儿园和小学生活的重要方面，在他们的学习和生活中起着重要的作用。

视觉表现能力是由视觉功能和认知过程共同作用的结果。视觉功能包括对视觉刺激的感知、识别、辨认和分类等过程，认知过程包括对视觉信息的理解、分析、比较和推理等过程。视觉表现能力的高低与学前儿童日常学习和生活的质量密切相关。视觉表现能力不仅需要依靠视觉功能的优越表现，更需要依靠合适的认知方案进行解释。视觉表现能力包括图形辨别、空间设想、定向研究、观察记忆、整合复合图形等多方面的观察与表现能力。

研究发现，视觉表现能力的好坏，与幼儿期的精细动作、记忆力、思维能力等紧密相关。因此，加强学前儿童视觉表现能力的培养，能够对学前教育起到积极的促进作用。而对于幼儿园和小学教师而言，及时了解儿童视觉表现能力的发展状况，调整教育方向，用正确的方法、教材、教具对学前儿童进行教育，将是学前教育教学工作的有效途径。

第一节　视觉表现能力概述

一、内涵和种类

学前儿童的视觉表现能力是指儿童在日常生活中表现出来的各种能力，包括语言表达、肢体表现、绘画、写作、音乐、舞蹈等方面。视觉表现能力的培养既是学前教育的目标之一，也是学前教育的重要内容。视觉表现能力培养既是学校教育的任务，也是家庭教育的责任。在当前日益注重人才全面发展的社会背景下，视觉表现能力的培养越来越受到重视。

在具体的表现能力培养中，绘画和写作是两个比较重要的方面。首先，绘画是儿童表现能力培养的重要方式，透过画画可以观察儿童的绘画技能和创造力，以及发现他们的艺术兴趣和特长。在绘画课堂中，教师可以通过教授画画技巧，激发儿童的兴趣和想象力，促进儿童的表现能力培养。其次，写作也是儿童表现能力培养的重要方面，可以提高儿童的语言表达和创造力，促进思维和语言发展。而在学校的语文课程教学中，教师应该注重如何培养儿童的创造力和想象力，鼓励他们进行写作，发表自己的见解和感受。

除了绘画和写作外，音乐和舞蹈也是另外两个比较重要的培养内容。音乐和舞蹈在表现能力培养中起到重要的推动作用。通过音乐和舞蹈的训练，儿童的表现能力、协调能力和想象力都能得到切实体验和提高。学校可以开设音乐和舞蹈课程，鼓励儿童多参与音乐和舞蹈的学习，培养儿童的表现能力和想象力。

因此，儿童视觉表现能力的培养需要家庭和学校的协同合作。从家庭的角度看，父母应该注重提高儿童的审美意识和表现意识，多带儿童参与艺术展览和表演活动，了解和欣赏不同类型的艺术作品。在平时的家庭生活中，也可以组织家庭话剧、朗诵、表演等活动，鼓励他们展现自己的才华和表现能力。从学校的角度看，学校应该加强儿童的综合素质教育，培养儿童的表现能力和创造力，增强他们的文化意识和审美能力。学校还可以举办艺术展览、演出等活动，激发儿童的创造力和想象力，提高他们的视觉表现能力。

二、主要表现

（一）观察能力加强

在学前时期，儿童的视觉表现能力通过观察外界事物逐渐加强。他们能够识别到自己周围的各种事物，包括大小、颜色、形状、位置等特征。同时，他们也具有较强的好奇心和探索欲望，愿意去观察、研究事物。

（二）空间认知能力发展快

学前儿童的空间认知能力发展迅速，他们能够逐渐理解物体之间的位置关系和方向关系，描述和分辨简单的几何图形等。同时，他们运用模拟和想象的方式可以完成空间思维的模拟。

（三）细节观察意识增强

在学前时期，儿童的视觉表现能力逐渐增强的同时，他们的细节观察意识也在逐步发展。他们能够逐渐分辨事物的细节，对重要的信息进行记录和捕捉，从而提高了信息获取的效率和准确度。

（四）注意力不易集中

虽然学前儿童的视觉表现能力在逐渐发展，但是在注意力方面还有较大的提升空间。他们在观察事物过程中往往容易分心，难以长时间集中精力观察和思考。因此，针对注意力发展的问题，在学前教育中需要引导他们积极参与、感知，注重提高他们的兴趣和激发他们的自我意识，以帮助他们逐渐提高注意力的稳定性和持久性。

综上所述，学前儿童的视觉表现能力在幼儿期通过观察、研究、练习和体验等方式，逐渐发展和完善。了解学前儿童视觉表现能力的主要特征和发展趋势，对于提高学前教育的水平及促进儿童视觉健康具有重要的意义。

三、重要特点

（一）心理特点

学前儿童身处感性认识阶段的早期，其视觉表现能力的培养需要结合其心理特点。首先，幼儿阶段的认知能力和学习能力发展处于初级阶段，是感性认识的阶段。因此，在儿童视觉表现能力教学中，应当注重儿童的感性体验和感官刺激的积累。其次，儿童的注意力欠缺稳定性，依赖环境的变化而变化。教师在儿童视觉表现能力培养中，应当创造愉悦、积极、自由、富有个性的教学环境，以及符合儿童认知心理和生理需要的教学活动和教学内容，以便激发儿童视觉表现能力的潜能，完善儿童的心理素质。此外，儿童的兴趣易受到周围环境的影响和支配，因而儿童对于特定的事物的态度和兴趣也可能会变化。在教学中，应该遵循支持儿童自主学习、发展兴趣、培养创造力的原则，鼓励他们多角度的观察和思考，积极探索和发现感兴趣的事物。

为了能够更好地培养学前儿童的视觉表现能力，教师可以采用以下教学方法。

首先，针对儿童视觉表现能力的心理特点和表现特征，教师可以采用寓教于乐、感性体验、启发教学等教学方法，让他们在愉悦、放松的心态下感受热烈的视觉艺术氛围，让他们的感官刺激和心理体验得到充分的发挥和表现。

其次，教师可以采用情境教学法、图像教学法、案例教学法等，将日常教学内容贴近儿童日常生活，让儿童在感性体验中学习知识，加深对于知识点的了解和认识。教师可以鼓励儿童互动交流、提问解惑、分享情感等，培养他们的合作精神和自我管理能力，促进他们的身心健康和全面发展。

总之，了解学前儿童的心理受到他们感性认知阶段的特定限制，在教学实践中采用相应的教学方法和策略，可以有效提高儿童视觉表现能力的水平。教师和家长应当密切合作，共同做好学前儿童的视觉表现能力培养。

（二）体验特点

儿童视觉表现能力的体验特点是指在儿童视觉表现能力培养过程中，儿童的体验会对培养过程产生一定的影响。首先，儿童的好奇心强烈，能够促使他们对新事物产生兴趣。这种兴趣能够激发儿童的积极性，主动了解新事物，对于学习和提升视觉表现能力有很大帮助。其次，儿童的视觉表现能力比较单纯，善于感受视觉形象，容易产生感性认识。在培养过程中，可以适当利用情感辅助，提高视觉表现能力的感知和理解。同时，具体表现需要得到及时、准确的反馈，以便他们能够及时发现和纠正错误，提高视觉表现能力。

在培养过程中，体验活动应该具有目标性、适度性和趣味性。在设定体验活动目标时应该符合儿童的认知特点和年龄特点，能够引发儿童的兴趣和好奇心，增加儿童的体验乐趣。在安排体验活动时，应该注重活动的适度程度。过高的要求甚至逼迫会使儿童失去兴趣，太低的要求或过于简单的活动则容易引发儿童的不满和厌烦情绪。所以，活动安排需要考虑儿童的认知特点和兴趣爱好，制定适当的教育游戏计划，激发儿童的积极性和主动性，增强儿童对相关活动的参与度。

在儿童的视觉表现能力培养过程中，教师应该根据儿童的心理和生理发展规律，因材施教，采取不同的教学方式和方法。例如，在活动中要科学引导，利用互动性、趣味性、体验性等方法，让儿童在欢乐的氛围中认识、学习、体验视觉表现，这能够充分激发儿童的表现潜能。此外，儿童的视觉表现能力的培养需要融入游戏化教学理念，引导儿童通过游戏化学习提升感性认识，激发他们的学习兴趣和动力。通过游戏等激发方式，能够提高儿童对于学习的积极性和参与度，使他们在快乐中学会表现技巧。

总之，儿童的视觉表现能力培养，在儿童的体验特点基础上需要考虑教育的特殊性和个体差异性，遵循儿童的生理、心理发展规律，利用体验教育、游戏化学习等方式，注重儿童的感性体验和认知能力提升，提高儿童视觉表现能力的发展水平，不断提高教师的教育教学水平，为培养有良好视觉表现能力的学前儿童而努力。

四、发展阶段

学前儿童视觉表现能力的发展经历了不同的阶段。在 0 至 1 岁这个阶段，儿童的视觉表现能力主要表现为对亮度、形状、大小和颜色的感知，以及对自己的认知。1 至 2 岁是儿童成语理解能力和语言表达能力迅速发展的时期，他们的视觉表现能力也迅速发展，包括对物体的空间位置和方向感知。在 3 至 4 岁这个时期，儿童开始注重视觉表现能力的整体感知和图形的识别，同时也通过手眼协调来加强对物体的认知和理解。4 至 6 岁是儿童认识世界的关键时期，他们的视觉表现能力变得更为灵活和准确，能够较好地完成视觉比较，并且对图形概念能进行较为准确的判断和分类。

通过对视觉表现能力的不同发展阶段的理解，可以更好地帮助教师制定针对每个阶段不同的视觉表现能力培养目标，从而更好地促进儿童的视觉表现能力的发展。在视觉表现能力的培养中，需要关注儿童的发展阶段特点，注意培养儿童对视觉空间、图形表示和空间关系的认知，增强分析图形信息和问题解决等方面的能力。

此外，为了更好地培养学前儿童的视觉表现能力，需要注意激发儿童的好奇心和探究欲望，通过丰富多样的视觉经验来激发儿童的视觉表现和学习兴趣，同时也需要了解儿童的特点，根据不同的阶段和特点设计科学有效的教育活动。因此，教师要多方面给予儿童视觉刺激、指导和训练，切实提高学前儿童的视觉表现能力，为他们今后的学习和生活打下坚实的基础。

第二节　视觉表现能力的影响因素

一、环境因素

环境是指与学前儿童成长、学习和活动相关的物理、生物和社会空间。在这些环境中，光照、色彩、视觉丰富性、干扰性等多个因素都可以影响到儿童的视觉表现能力。

首先，光照是最基本和最重要的视觉刺激。它不仅对儿童视觉系统起到一定的形态建立和功能调节作用，而且还对儿童的视觉舒适感和视觉疲劳程度产生重要影响。一般而言，采光良好、昼夜节律规律的环境可以提高儿童的视觉表现水平。因此，在学前儿童的学习和生活环境中，建议保持光照充足、光照均匀和光照方向趋同。

其次，色彩对儿童视觉表现的影响也是不容忽视的因素。颜色对人的情绪、生理反应、心理状态等有显著的影响。此外，不同颜色光线的波长和强度也会影响眼中色感受器官的反应，从而影响图像的质量和清晰度。因此在学前教育环境中，宜采用较为柔和的色彩搭配方案，避免刺激性颜色的过度使用。

再次，视觉丰富性以及干扰因素对学前儿童的视觉表现也有着重要的影响。视觉丰富性包括视觉刺激的简单、复杂、变化和性质情感等方面。研究表明，儿童接受视觉丰富性的环境刺激可以促进视觉认知的发展，提高视觉表现能力。同时，儿童视觉表现也受到干扰因素的影响，如噪声、视觉杂乱、心理压力等。这些因素可能会干扰学前儿童的视觉注意力和视觉反应速度，从而影响其视觉表现能力。

最后，教育环境与家庭环境也是影响学前儿童视觉表现能力的重要因素。学前儿童的教育环境，包括教学方法、资源配置、教学活动等，对于学前儿童的视觉表现能力方面产生了重要影响。在家庭环境中，孩子受到家长的关爱和教育，这对于幼儿的视觉能力发展也产生了影响。例如，经常与他们一起进行一些有趣的游戏、教育活动，有助于提高他们的视觉表现能力。

综上所述，环境因素对学前儿童视觉表现能力具有重要影响。应针对特定环境、儿童的视觉表现水平等综合因素，来对环境进行规划、调节和优化，从而提高学前儿童的视觉表现能力。

二、学习因素

学习是人们成长过程中不可或缺的一部分，而学前儿童的视觉表现能力与学习息息相关。在学前阶段，学习内容主要是游戏、儿歌、故事、认知等，这些内容的学习与使用都需要丰富的视觉能力的支持。

首先，儿童学习的过程中需要有良好的眼动能力。眼动能力是指眼睛跳跃、追踪、扫视、注视等视动作的能力。在学习过程中，眼动能力可以帮助儿童快速、准确地找到需要注意的目标，同时也可以提高儿童对目标的关注和理解，促进学习效果的提高。一些研究表明，在初中阶段，视觉追踪和眼部协调对数学与阅读的成绩提升有显著影响。

其次，儿童的注意力水平也会影响学习效果。学前儿童注意力的持续时间、分配能力、抑制能力都还不够成熟，需要在不断的学习过程中得到进一步的培养和提高。一个经典的实验表明，在学龄前儿童视觉记忆、眼动控制、注意力能力的训练中，能使儿童的学习成绩显著提高，并进一步促进儿童的认知能力和操作能力的提高。

再次，学习与儿童的空间感知能力和图像识别能力也有密切联系。空间感知能力是指儿童对空间位置的定位、方向感和运动感知的能力，图像识别能力则是指儿童对视觉信息，如形状、颜色、图案等的识别和理解能力。在学习过程中需要用到几何图形的认知、量的识别等能力，这都与空间感知和图像识别有着直接的关系。

因此，学习是影响学前儿童视觉表现能力的重要因素。儿童的眼动能力、注意力、空间感知和图像识别能力都与学习紧密相关，因此在培养儿童的学习能力的同时，也需要关注和提高他们的视觉表现能力。

三、健康因素

学前儿童的视力健康是影响其视觉表现能力的核心因素。近年来，不良的生活习惯、缺少运动以及过度近视等问题，已经成为儿童视力健康的重要威胁。因此，保护儿童的视力健康，减少视觉缺陷对其视觉表现能力的影响，对于儿童健康成长至关重要。

（一）生活习惯

适当的户外运动可以增加儿童晒太阳的时间，有利于视网膜色素紫质的生成，从而起到预防近视的作用。此外，定期眼保健操和远离电子设备等，也能有效减少儿童眼部长时间近距离的聚焦。

（二）学习环境

学习环境的合理规划，如确定书写距离、书写高度、室内照明和书写角度等，能更好地保护学前儿童的视力健康。同时，家长和教师也应重视儿童视力保健，并及时对儿童视力进行检查，确保他们视力健康。

（三）健康饮食

营养丰富、均衡的饮食结构，能够提高儿童的视觉功能和身体免疫力，从而更好的保障儿童视力健康和视觉表现能力。

此外，影响学前儿童视觉表现能力发展的因素还有以下两方面。

（1）生理因素

①视力水平。视力水平是影响学前儿童视觉表现能力发展的关键因素。对于屈光度正常的学前儿童，眼部组织发育和视觉功能成熟度直接影响其视力水平。良好的视力水平为学前儿童的视觉表现提供了基础性保障。

②大脑发育。学前儿童大脑的功能和结构尚处于不断发育、调整、完善的阶段，大脑对于视觉刺激的处理能力必然也在不断增强。此时，大脑对于视觉刺激的判断、辨别和整合等过程，直接影响了学前儿童的视觉表现能力提升。

（2）心理因素

①认知能力。学前儿童对于事物的认知水平不同，其视觉表现能力也自然会有所不同。具有较高认知水平的学前儿童，能够更好地理解视觉信息，思考整体和部分之间的关系以及推理判断等，从而具备更为出色的视觉表现能力。

②注意力控制。学前儿童经常面临很多的视觉信息，例如在学习、游戏、观看电视时，需要对眼前的信息进行筛选、分析和判断，因此，注意力控制能力对于学前儿童的视觉表现至关重要。

总之，学前儿童视觉表现能力的发展是一个复杂的过程，受到生理、心理和环境等多种因素的综合影响。要促进学前儿童视觉表现能力的良好发展，需要在多个方面进行综合干预，包括：提高教育环境质量，建立适宜的家庭教育环境，加强学前儿童的认知能力训练等。

第三节 视觉训练的重要性

一、视觉训练方法

（一）游戏化视觉训练法

游戏化视觉训练法是一种通过玩游戏的方式训练学前儿童的视觉表现能力的方法。游戏化视觉训练法引导学前儿童进行各种图形的认知、组合、分类和比较等游戏活动，促进他们对形状、颜色等视觉信息的敏感度和理解能力的提升。此外，根据年龄、性别和兴趣爱好的不同，游戏化视觉训练法还可以选择不同的游戏方式，如拼图游戏、记忆游戏、识别游戏等。

研究表明，和传统的视觉训练方法相比，游戏化视觉训练法具有三个方面的优势。首先，游戏化的方式可以激发儿童的兴趣，提高他们参与训练的积极性。其次，这种训练方法比较灵活，可以根据儿童的表现进行及时调整，让训练更具针对性和有效性。同时，游戏化的视觉训练方法也注重儿童的自主学习和创造性思维的发展，有助于培养他们的探究精神和逻辑思维能力。

然而，游戏化视觉训练法也存在着一些挑战和问题。例如，儿童对某些游戏容易失去兴趣，导致训练效果不佳；游戏灵活度较高，可能造成训练难度的不确定性；对教育者的素质和能力要求较高。

综合来看，游戏化视觉训练法是一种具有发展前景的学前教育中的视觉训练方法，能够有效地促进学前儿童视觉表现能力的提升。在实际教学中，要合理选择游戏化视觉训练方法的内容、形式和难度，针对不同的学前儿童进行个性化培养，充分发挥游戏化视觉训练法的优势，提高教育质量和教学效果。

（二）束缚性视觉训练法

束缚性视觉训练法是学前教育中较为常用的一种训练方法，其主要方式是在视觉刺激中加入适当的限制条件来促进学前儿童的视觉发展。这种训练法的核心理念在于，通过促进儿童的视觉适应能力，提高其感知、分辨、识别和定向等方面的视觉表现能力。

束缚性视觉训练法的主要训练方式包括：①使用遮挡、屏蔽、阻挡等方式，限制儿童在观看某个物体时所处的视觉环境，引导儿童更加专注于所观察物体的细节，提高其视觉分辨能力；②利用变形、扭曲、透视等，对某些视觉物体进行改变或变形，以提升学前儿童对于异形物体的识别能力；③结合手眼协调等要素进行视觉锻炼，比如将玩具通过各种方式装入玩具车内，锻炼儿童的分辨及抓取能力。

束缚性视觉训练法具有较好的应用前景，但需要注意的是，训练时需要遵循一定的规律与形式。首先，训练的适应性需逐渐提高，不能突然过高，避免造成学前儿童的负面情绪反应。其次，在训练过程中需要注意儿童的体力消耗，视训练持续时间一般不宜过长。再次，家长与教师应关注训练后的效果评估，为下一次的训练制定科学合理的计划。

（三）技术性视觉训练法

在学前教育的视觉训练方法中，技术性视觉训练法被广泛运用。这种方法通过利用先进的技术设备等，提高学前儿童的视觉表现能力。具体来说，在这种视觉训练法中，需要使用一些辅助教具，如计算机、投影仪等，并结合一些专业的软件或游戏，以提高儿童的视觉表现能力。

首先，在技术性视觉训练法中，计算机辅助教学被普遍采用。计算机辅助教学主要通过计算机的图形、声音及交互等，来提供视觉训练。其中，通过虚拟现实技术的应用，可以将训练场景虚拟化，并通过动态、静态等方式让儿童在视觉上受到综合锻炼。

其次，还可以通过计算机游戏的形式来进行视觉训练。这种方式通过游戏互动，让儿童在娱乐中得到锻炼，在不知不觉中提高视觉表现能力。

此外，束缚性视觉训练法也是一种常见的技术性视觉训练方法。这种方法主要通过眼部肌肉锻炼来提高视觉表现能力。比如，眼球跟随、点视练习、目光追踪等训练方法，都是通过眼部肌肉锻炼来提升儿童的视觉表现能力。

需要注意的是，在技术性视觉训练法中，应该根据儿童的年龄、视力、阅读能力以及兴趣等因素来制定相应的训练计划，以达到最佳的训练效果。当然，在进行技术性视觉训练时，也需要考虑到训练的安全问题，防止对他们造成不良的影响。

综上所述，技术性视觉训练法是一种较为高效的视觉训练方法。在训练过程中，应该充分考虑儿童的年龄、视力、阅读能力、兴趣等因素，确保训练的效果和安全性。

（四）多元化视觉训练法

多元化视觉训练法是学前教育中的另一种重要的视觉训练方法。该方法通过为学前儿童提供各种不同形式、不同内容、不同难度的视觉活动来训练其视觉表现能力。多元化视觉训练法的目标是提高学前儿童的视觉警觉性、注意力和记忆能力，促进其眼球和手的协调运动，以及提升其空间想象力和创造力。

多元化视觉训练法主要包括以下几种具体形式：

一是与自然和社会环境有关的视觉训练，如观察花草树木、建筑物和街景等，以及画画、拼图、手工制作等活动。这些活动不仅可以锻炼学前儿童的视觉辨别能力，还可以丰富他们的艺术感，激发他们的创造力和想象力。

二是与体育运动、游戏和戏剧有关的视觉训练。比如，学前儿童可以参与各种球类运动以及跳跃、奔跑等活动，这些活动可以锻炼他们的运动协调能力和身体控制能力，同时也可以提高其快速反应能力和空间意识。

三是与音乐和声音有关的视觉训练。比如，学前儿童可以通过听音乐、学习拍子、模仿声音等活动来训练听觉和视觉的协调，同时也可以提高其语言表达能力和音乐欣赏能力。

四是与数字和逻辑思维有关的视觉训练。比如，学前儿童可以通过数算、计算、解谜等活动来训练其数学思维、逻辑思维和空间思维，同时也可以促进他们的创新思维和问题解决能力的提升。

总之，多元化视觉训练法是一种丰富多彩的学前教育视觉训练方法。通过选择适合学前儿童年龄、性别、兴趣爱好等多种因素的视觉训练活动，可以有效地促进其视觉表现能力的提升，让他们在快乐中学习和成长。

二、视觉训练的影响

（一）对视觉感知能力的影响

研究表明，学前儿童受到视觉刺激的能力较弱，大多数儿童在 5 岁前都未能完全具备成人视力。因此，及早进行视觉训练对于儿童的视觉感知能力的发展至关重要。视觉训练能够通过各种方式促进学前儿童视觉感知的发展，包括颜色识别、形状识别、大小比较以及视觉联想等。

首先，让儿童接触不同颜色的物品，逐渐培养他们的颜色识别能力。在日常生活中，父母可以指导孩子将物品按照颜色分类，例如将红色的火车与其他颜色的玩具分开。这样的训练既能够让他们学会区分不同颜色，也能够锻炼他们的观察能力和手眼协调能力。

其次，通过形状的比较，可以有针对性地训练儿童的形状识别能力。事实上，儿童在日常生活中经常接触到的物品都具有特定的形状，比如球形、长方形、三角形等，因此父母可以以这些物品作为训练的对象。在训练中，可以让孩子将这些物品按照形状分类，或者让他们从一堆物品中找出某个特定形状的物品。

再次，通过大小比较的训练，可以帮助儿童提高他们的空间认知能力。在训练中，可以使用不同大小的物品作为训练对象，让儿童将它们排序或者进行大小比较。这种训练不仅能够帮助儿童学会区分类型，还能够锻炼他们的细致观察能力。

最后，进行视觉联想的训练，可以促进儿童的视觉感知发展。比如，在训练中可以选择一些主题明确的图片或场景，让儿童将其联想到自己的日常生活中。这种训练不仅能够培养儿童的想象力和创造力，还能够提升儿童的思维能力与语言表达能力。

（二）对视觉认知能力的影响

视觉认知能力是指对视觉信息的处理和理解的能力。在学前阶段，这种能力尤为重要，因为视觉认知对学前儿童的学习和发展有直接的影响。因此，视觉训练在该领域的作用也受到了广泛关注。

相关研究表明，适当的视觉训练可以显著提升学前儿童的视觉认知能力。例如，加强儿童视觉记忆的训练，不仅可以提高他们的视觉记忆能力，还能提升他们的逻辑思维和语言表达能力。另外，视觉形状辨认、视觉空间定位等训练，也被证明可以有效提高学前儿童的视觉认知水平。

再者，视觉训练还可以帮助学前儿童加强对图形的理解和感悟。通过给予孩子各种不同形态的图形，让他们观察和分析图形，可以培养他们感知和理解图形的能力，从而提升其视觉认知水平。

需要注意的是，视觉训练的效果往往取决于其科学性和适宜性。因此，在开展视觉训练活动时，必须确保训练内容正确、有效，并且能够根据儿童的认知发展水平进行适当的调整。

因此，视觉训练对学前儿童的视觉认知能力具有重要的促进作用，有效的视觉训练不仅可以提高他们的视觉认知水平，在促进学前儿童综合发展方面也具有重要的作用。

（三）对视觉运动能力的影响

学前儿童视觉运动能力的发展是其成长过程中重要的组成部分，其对于学前儿童的人格形成、学习能力和社交能力有重要影响。视觉训练是促进学前儿童视觉运动能力发展的一种有效方法。

视觉训练可通过游戏、体育锻炼和手工制作等多种活动实现。这些活动可以帮助儿童提高空间感知能力和手眼协调能力，进而促进其视觉运动能力的发展。以手工制作为例，让儿童操作各种材料进行拼贴、折叠、塑形等活动，不仅可以锻炼他们的手部精细动作能力，还可以提高他们的空间想象能力和运动协调能力。同时，视觉训练还可以通过锻炼儿童的平衡感、灵敏度和反应速度等，进一步提升他们的视觉运动能力。

除了日常生活中的活动，专业的视觉训练课程也可以为儿童的视觉运动能力的发展提供帮助。例如，眼球运动训练可以通过模拟不同物体在不同距离上的运动轨迹，使注意力集中和眼球协调，从而提高视觉追踪和自主调节的能力。

需要注意的是，视觉训练的过程应该注重儿童的个体差异和年龄特点。比如，对年龄较小的学前儿童，应当选择简单、有趣的活动形式，注重鼓励和激励；而对于年龄较大的学前儿童，可以适当增加挑战性，拓展综合能力。

综上，视觉训练是促进学前儿童视觉运动能力发展的有效途径。通过合理有效的视觉训练，他们的视觉运动能力可以得到有效的提升，为其今后的发展奠定坚实的基础。

三、发展前景

随着社会的不断进步和人们对儿童教育重视程度的提高，学前教育已经成为了教育事业中不可或缺的重要组成部分。视觉表现能力的发展也越来越受到人们的关注，国内外对此进行了大量的研究，并在实践中积极探索各种方法和途径。

未来，针对学前儿童视觉表现能力的发展，我们还需要从以下三个方面进行深入研究和探索。

第一，通过对不同年龄段儿童视觉表现能力的系统研究，可以更加准确地掌握他们视觉表现能力的发展规律，并且为制定更加切实可行的教学计划和方法提供科学依据。

第二，除了常规的绘画、拼图等方式外，还可以从多个方面加强训练，如运用互联网、数字化工具等，以及运用手工艺、游戏等多元化的教学方式，全方位培养学前儿童的视觉表现能力。

第三，视觉表现能力的发展需要在系统完善的学前教育体系中进行，在幼儿园、托幼机构等多种机构中进行培养，同时还需要丰富学前教育中与视觉表现能力相关的教育内容，提高学前教育对幼儿视觉表现能力的支持和帮助。

总之，未来学前儿童视觉表现能力的发展还有很多潜力和发展空间，需要我们不断进行深入研究和实践探索。随着科技的不断进步和教育水平的不断提高，学前儿童的视觉表现能力将会得到更好的发展。

第三章　培养策略与实现途径

第一节　视觉感知能力的培养

一、视觉刺激物的培养

学前阶段是儿童视觉感知能力开发的关键时期，视觉刺激物的选择与分析能力训练是其中的重要部分。视觉刺激物的选择应该具有明确的目标和功能，能够引导儿童对不同视觉刺激进行筛选和分析，培养儿童的辨别和选择能力。从认知和感觉的角度分析，视觉刺激物应当具备一定的难度和挑战性，能够激发儿童的创造性和想象力。

在视觉刺激物的选择上，可以采用多种形式，例如颜色、形状、大小、纹理等，以丰富的视觉效果来呈现。其中，颜色的选择应当遵循色彩学的基本原理，注重色调和色彩搭配的协调性，确保颜色刺激对视觉感受的影响是正面的和积极的。形状和大小的选择应该结合实际应用场景，使儿童更好地适应多样化的环境和物品。纹理的选择应该注重质感和细节的表现，以提高儿童对物品细节的观察和了解。

在视觉刺激物分析能力训练中，可以通过学习游戏、拼图、图形辨认等多种形式，启发儿童的视觉思维能力。设定不同的目标和任务，激发儿童的学习兴趣和积极性，让儿童在放松状态中体验视觉学习的过程。在训练中，应该加强对儿童的引导和指导，使其能够对不同的视觉刺激物进行有效的识别和分析，培养其对视觉信息的敏感度和分析能力。

总之，视觉刺激物的选择与分析能力训练是学前儿童视觉感知能力开发不可或缺的一部分。在训练过程中，要注重视觉刺激物的选择和搭配，以及对儿童的引导和指导，以达到最佳的针对视觉感知能力的培养效果。

（一）视觉刺激物的种类与影响

视觉刺激物是指能够引起儿童视觉注意力的各种物体，同时包含颜色、形状、大小、纹理等多种属性。因此，选择合适的刺激物对于视觉能力的训练具有重要意义。

不同种类的视觉刺激物对儿童的视觉感知能力会产生不同的影响。例如，颜色对于视觉感知具有显著的影响，深色的物体能够更加醒目而引起儿童的关注，饱和度较高、颜色搭配合理的物体能够刺激儿童的视觉兴趣。形状对于儿童的视觉感知也有较大的影响，各种不同形状的物体能够激发儿童的探索兴趣和好奇心。大小也是影响儿童视觉感知能力的一个重要因素，适当的大小不仅能够让儿童更容易观察、辨认物体，还可以提升他们的空间想象力和创造力。纹理则能够丰富儿童的视觉感官经验，增强他们对物体的感性认知。

除了以上因素外，还有一些因素也会对视觉刺激物的选择产生影响。例如，学前儿童的年龄、性别、身体情况、文化背景等都可能会造成他们对不同视觉刺激物的兴趣和反应的不同。在实际训练中，还需要综合考虑儿童的个体差异和特点，有针对性的选择刺激物进行训练，以达到更好的视觉感知能力训练效果。

因此，在进行视觉训练时，要选择丰富多彩、具有吸引力的刺激物，并充分考虑学前儿童的个体特点和训练目标，以提高他们的视觉感知能力。

（二）视觉刺激物的选择与分析

视觉刺激物的选择与分析是学前儿童视觉感知能力培养中非常重要的一环。在选择视觉刺激物时，首先需要考虑儿童的年龄、注意力和兴趣爱好等因素。根据不同年龄段儿童的视觉感知发展特点，考虑选择具有不同颜色、形状、大小、纹理等特征的物品作为刺激物，同时考虑将刺激物分为简单和复杂两类，以适应不同年龄段儿童的视觉认知水平。其次，在分析视觉刺激物时，应注意其形状、颜色、大小、纹理等特点，还应注意其材料、重量、外形等属性。通过分析视觉刺激物的这些特征和属性，可以提升儿童对环境中不同物品的视觉感知和认知能力。

视觉刺激物选择与分析能力培养的策略包括直接理性培养和启发式培养。直接理性培养是通过教师指导和训练课程来进行的，主要是使儿童掌握刺激物选择与分析的方法和技巧。启发式培养则是通过提供各种环境和场景给予儿童视觉刺激，激发其自主探索和发现的兴趣和能力，从而培养其选择与分析视觉刺激物的能力。

总之，视觉刺激物的选择与分析对于学前儿童视觉感知能力的培养至关重要。正确选择和分析视觉刺激物，以及科学有效的培养方法，有助于提高学前儿童的视觉感知和认知水平，促进其整体发展。

（三）培养策略

在视觉刺激物选择与分析能力的培养策略中，需要针对儿童的认知特点和视觉发展规律，采用多种方式进行综合培养。

首先，针对儿童对新颖事物的好奇心和求知欲，可以选择一些形状、颜色、纹理等方面丰富多样的刺激物进行训练。这样可以激发他们的兴趣和积极性，增强其对视觉刺激物的敏感性和辨别能力。

其次，结合儿童的观察、分类、比较、推理等认知能力发展阶段，可以采用一些简单的视觉刺激物进行训练。例如，图形、颜色的搭配等。这些简单的刺激物具有较高的可操作性和可识别性，在训练过程中可以提升儿童的自主探索和思考能力。同时，可以采用视觉配合训练的方式，增强儿童的注意力和对不同刺激物组合的敏感性。例如，将颜色、图形、纹理等进行组合训练，让儿童在多重刺激物的环境下进行观察、寻找目标等活动，以提高他们的刺激物选择和分析能力。

再次，需要注重视觉刺激物选择与分析能力的日常培养。通过引导儿童进行观察、比较、分类、描述等活动，增强其对不同刺激物的敏感性和辨别能力。同时，在日常生活中，也可以利用各种场景和机会来培养儿童的刺激物选择与分析能力，例如散步时引导他们观察路上的景物，购物时引导他们选择商品等。

综上所述，视觉刺激物选择与分析能力的培养策略是多种多样的，需要根据学前儿童的认知特点和视觉发展规律，采用多种方式进行综合培养，以提高他们的视觉敏感性、辨别能力和思维能力。

二、视觉追踪与辨认能力训练

视觉追踪和辨认是学前儿童视觉感知培养中非常重要的两个方面。视觉追踪能力是儿童通过眼球对外部刺激进行观察、追踪和理解的能力，这种能力的培养需要儿童通过游戏和运动等方式进行锻炼。视觉辨认能力主要指儿童从复杂的视觉环境中辨认出自己需要的物体和信号，同时该能力能够提升儿童的视觉注意力和专注力。

视觉追踪和辨认能力训练的形式多种多样，可以利用游戏、教具、图像等进行。在视觉追踪方面，可以采用目标射击、目标追踪等游戏进行锻炼。在视觉辨认方面，可为儿童提供颜色、形状、大小等不同特征的物品进行认知训练，例如让儿童从一堆玩具中辨认出一个特定的玩具，或者通过展示不同形状和颜色的卡片让儿童辨认。

此外，还可以通过专业的视觉训练教具进行视觉追踪和辨认能力的训练。通过运用不同的教具，如飞行棋、拼图等，可以提高儿童的视觉追踪与辨认能力。尤其是一些"三维图形拼装"的物品，可以让儿童在拼图的过程中对图形和空间有更深刻的认知，从而更好地提高其视觉能力。

在视觉训练过程中，家长和教师能够更好地配合，不仅可以提供更加优质的教具和游戏，还可以给予学前儿童更多的关注和鼓励，让他们注意力更加集中，并且帮助他们逐步提高视觉追踪与辨认能力。通过科学的视觉训练，学前儿童的视觉能力不断得到提高和发展，在学习和成长过程中都能受益。

（一）基本原理

视觉追踪与辨认是视觉感知能力训练中的重要方面，它是指个体对于运动中的目标进行追踪、辨认和持续关注的能力。视觉追踪是动态视觉处理过程的核心，其作用是使视觉信息的连续性得以保持，因此对于视觉问题的解决和行为的执行起到了重要促进作用。

视觉追踪与辨认能力包括对目标颜色、形状、位置等信息的识别或辨别。此外，对于多目标追踪任务，视觉追踪要求个体在不同的目标间切换，并能够同时保持对每一个目标的追踪与辨别。因此，视觉追踪与辨认的任务不仅要求表象完整的视觉加工，也关乎深层次的认知加工。

在视觉追踪与辨认任务中，注意力是影响任务表现的重要因素。注意力分为短时记忆、选择性注意和分配注意三个方面。短时记忆能够帮助个体记忆并更新目标的位置信息，而选择性注意和分配注意则帮助个体控制注意的方向和对象，避免冲突干扰。特别是在多目标追踪任务中，注意力对于不同目标的分配，进一步影响了个体的视觉感知。

在视觉追踪与辨认能力训练中，应该结合个体的实际需求和目标，根据个体的特点制定个性化的训练方案。同时，还应针对任务特点，制定不同的训练策略，例如控制任务难度以及减轻对分配注意的需求等。尽管目前存在着对于视觉追踪与辨认的评估方法、训练策略等问题，但研究表明，视觉追踪与辨认的能力是可以通过特定的训练方案提高的，并且能提高个体的视觉感知能力。

（二）评估方法

视觉追踪与辨认能力是儿童视觉感知能力的重要组成部分，对儿童的学习与生活都具有重要影响。因此，在进行视觉追踪与辨认能力的训练前，需要进行科学评估。

评估视觉追踪与辨认能力的方法很多，其中常用的有"图形追踪测试法""形状版覆盖测试法"以及"全身反应时间测试法"。

"图形追踪测试法"是一种常见的视觉追踪与辨认能力测试方法，通常包括7种不同的图形，如：一根直线、一条曲线、一个圆、一个三角形、一个正方形、一个五角星和一朵花。测试者需观察屏幕上随机出现的这些图形，然后依次追踪它们的移动轨迹。测试得分根据完成时间和准确度计算出来。

"形状版覆盖测试法"基于分级选择反应原理，通过测量测试者对于视觉刺激物的注意力和准确性来评估其视觉追踪与辨认能力。测试者需要观察长方形的格子，并被指示找到规定的形状。测试者需要将板子上的图案匹配到长方形的格子上，时间为 30 秒，得分依据匹配成功的个数得出。

"全身反应时间测试法"通过测试者接受视觉刺激后的全身反应时间，来评估测试者的视觉追踪与辨认能力。测试者需要尽快做出反应，比如按下某个按钮或者举手抬腿等。测试者需要在测试时间内尽可能多的做出反应，时间一般为 5 分钟，得分依据测试者所完成的任务数量得出。

因此，根据实际情况和需要可选择不同的测试方法，经过评估后，可以对学前儿童的视觉追踪与辨认能力水平进行准确的评价和分析，并制定相应的训练策略。

（三）训练策略

视觉追踪与辨认能力的训练往往需要充分考虑学前儿童的心理和认知发展规律。一方面，儿童在视觉追踪与辨认方面的认知水平和注意力控制能力相对薄弱，另一方面，儿童的好奇心和好动性也要求视觉训练要具有趣味性和新颖性。

在视觉追踪和辨认训练前，引导儿童通过展示有趣、新奇、刺激的视觉画面来吸引和引起儿童兴趣，为后续的视觉训练做好铺垫。训练材料需要有足够的可变性和难度递增性，以便满足不同年龄段儿童和不同心理发展水平的训练需求。同时，视觉训练材料还需要有引导性，即注重指导儿童在训练中做到注意力集中。

为了满足儿童好奇心和好动性的特点，训练方式需要多样化，包括视觉引导反应、视觉跟踪追踪、视觉记忆辨认等训练方式，同时在训练中也可适当增加声音和实物等多种感觉的刺激。在训练中要及时、频繁地给予儿童积极的反馈和强化，以促进儿童自我的积极参与，提高视觉训练的效果。

总之，视觉追踪与辨认能力的训练策略需要充分考虑儿童的特点和训练目标，在训练中采用多种方法并注意反馈和引导，才能取得更好的效果。

三、眼手协调能力训练

眼手协调能力是学前儿童成长发育过程中的关键指标，对于他们视觉感知能力的发展至关重要。在日常生活和游戏活动中，儿童能够通过观察、模仿等方式不断探索环境和认识事物，进而促进眼手协调能力的发展。而通过相应训练，可以更好地培养学前儿童的眼手协调能力。

在进行眼手协调能力训练时，可以采用拼图、穿插、堆叠等多种方式，注重游戏的趣味性和挑战性。训练时应根据儿童的实际情况进行选择，要从简单的动作开始训练，之后逐渐增加难度。例如，通过训练儿童的眼手协调能力，可以让儿童拼装各种形状的拼图，在对称性、形状、颜色等方面进行判断和分析，从而提高其视觉感知能力和运动协调性。

另外，在进行眼手协调能力训练时，需要注重训练的规律性和连续性。通过正确的引导，可以帮助儿童形成好的习惯和动作技能，增强反应能力和协调性，进而促进视觉感知能力的发展。

总之，在学前儿童的视觉感知能力培养中，眼手协调能力训练是非常重要的一部分。通过游戏化、趣味性的训练方式，可以更好地开发他们的眼手协调能力，提高视觉感知能力和动作协调性，帮助他们更好地探索和认识世界。

（一）基本原理

眼手协调能力指的是眼睛和手在执行任务时的协同配合能力。在日常生活中，这种能力非常重要，比如当我们想要拿到桌子上的东西或者写字时，就需要有良好的眼手协调能力。在学前阶段，儿童的眼手协调能力还未发展完全，需要通过特定的训练方法来加强。

眼手协调的实现需要借助视觉、运动、空间三种认知能力的共同作用。其中视觉处理非常关键，儿童需要通过视觉信息对目标进行观察和识别，然后将识别出的目标信息传达给大脑，并且根据任务需要进行操作和做出反应。手的作用主要在于执行任务，将视觉信息转化为具体的操作动作，例如捏、拿、放等。此外，有效的眼手协调还需要依赖于空间认知和运动能力的帮助。

（二）评估方法

为了评估学前儿童的眼手协调能力，可以采用不同的评估设备，其中最常见的是使用被动二维跟踪仪或者主动眼头追踪仪。这两种仪器都是通过记录眼动轨迹和手的运动轨迹，从而评估儿童的眼手协调表现。此外，儿童眼手协调的行为表现也可以通过一系列的任务来评估，例如拼图、描图等。

眼手协调能力是指眼球和手部动作之间的协调程度。评估眼手协调能力的方法多种多样，常用的方法有资格法、直接测量法、主观评估法等。

资格法是一种使受试者参与认知或运动任务，直接记录完成任务所需时间或成功次数的方法。通过这种方法，评估者能获得受试者在完成某项任务时眼球和手部动作的协调信息。例如，可以让学前儿童玩一个拼图游戏，记录完成拼图所需时间和成功的次数。

直接测量法则是使用一些眼部追踪设备来记录眼球和手部动作之间的协调性。例如，我们可以使用眼动追踪仪把眼球的运动过程精确地记录下来，或者使用运动捕捉系统来精确分析手部动作。

主观评估法通常是评估者根据主观印象并加以描述的方法。例如，老师或家长可以观察孩子在学习任务中的表现，包括眼睛的注视、手部动作和完成任务的流畅程度等，并进行简短的描述或排名。

综上所述，要评估学前儿童的眼手协调能力，需要使用多种方法进行综合评估。通过科学评估，我们可以了解他们在完成动作任务时眼球和手部的协调程度，帮助我们更好地计划和开展相关训练，以全面促进他们视觉感知能力的提高和发展。

（三）训练策略

眼手协调能力是学前儿童视觉感知能力中的重要组成部分，对于他们的学习、生活和身体发育起着至关重要的作用。在眼手协调能力的训练过程中，我们需要采取科学合理的训练策略和方法，以达到最佳的训练效果。

第一，针对不同年龄段的儿童和不同的眼手协调能力水平，要选择不同的训练项目。一般来说，针对初学者，可以选择一些简单的、有趣的游戏，如积木拼图、画板涂鸦、室内棒球、小球滚动等，从简单到复杂，由易到难，逐步提升难度，让他们在游戏中自然而然地培养眼手协调能力。

第二，在训练过程中，需要针对儿童的不同需求和特点，采取不同的训练方式。例如，对于年幼儿童，可以采用手物联系法，让他们通过拿、放、握、挤等动作，帮助他们理解物体的性质、单元、数量等；对于稍大些的儿童，可以采用视觉跟随法，让他们通过追踪物体的运动轨迹，提高眼部协调能力。

第三，训练过程中需要注重评估和反馈。对于各阶段的训练成果，需要进行及时、准确的评估和反馈，以便及时分析和调整训练方案。我们可以通过记录眼手协调训练的数据，设计有针对性的训练计划，以达到最佳的训练效果。

第四，眼手协调训练的时间也需要逐步增加，不能过度训练，更不能一开始就过于繁琐、枯燥，这样会让儿童感到沮丧、疲惫，适得其反。高效、科学的眼手协调训练，需要人性化的设计，保证训练的前后逐步升级，适合儿童的认知发展水平，帮助他们在掌握眼手协调能力的同时，身心得到全面的发展。

第二节 视觉表现能力的培养

一、培养目标

学前儿童视觉表现能力的培养目标是为了促进学前儿童的感知、认知、语言、动作等多方面的发展。我们要针对学前儿童的特点，培养他们在视觉表现能力方面的素质，增强其对环境的观察能力、分析能力、感知能力和想象能力。具体而言，学前儿童视觉表现能力的培养目标主要包括三个方面。

（一）提高视觉感知能力

学前儿童的视觉感知能力的培养，是指在培养儿童观察环境时，能够使其准确地分辨事物的性质和特点，从而能够认识周围的环境和事物。通过提高学前儿童的视觉感知能力，可以让他们更好地适应环境，顺利地完成各项任务。

（二）提高视觉记忆能力

学前儿童的视觉记忆能力，是指在观察环境时能够准确地记住各种物体的颜色、形状、大小、位置和数量等特征，并在以后的学习和实践中运用。通过培养学前儿童的视觉记忆能力，可以让他们更好地记忆知识，提高学习效率。

（三）提高视觉想象能力

学前儿童的视觉想象能力，是指能够通过自己的想象力，形成对物体形状、颜色、大小和位置的认知，并且能够不断地完善和改进自己的想象。通过培养学前儿童的视觉想象能力，不仅可以提高他们的观察能力，还可以增强他们的创造能力和创意性。

为了实现这三个目标，我们需要采取一系列的培养方法，包括提供丰富的视觉材料、策划视觉游戏、进行视觉创作、完成视觉分析和比较等。这些方法能够有效地促进学前儿童视觉表现能力的培养，提高他们的观察能力、分析能力、感知能力和想象能力，为他们的终身学习成长打下坚实的基础。

二、培养原则

（一）尊重个体差异

在实际教学过程中，我们应该尊重每个学生的个体差异，尤其是在学前儿童视觉表现能力的培养中更应如此。学前儿童的视觉能力发展水平存在很大的个体差异，因此我们要针对每个儿童制定相应的教学方案，因材施教，尊重个体差异，有效促进每个儿童的视觉表现能力的全面提升。

（二）借助游戏媒介

学前儿童视觉表现能力的培养与游戏紧密相关。游戏是儿童们比较喜欢的活动，也是促进其视觉表现能力提升的理想媒介。我们可以通过设定多样化游戏吸引他们的注意力，提高他们的兴趣，从而潜移默化地促进其视觉表现能力的提升。

（三）注重体验学习

在学前儿童视觉表现能力的培养中，教学材料的形式十分重要，应该根据他们的认知水平和学习需要，选择符合其年龄特点的教材。此外，应该注重体验式学习，让他们能够通过实践和体验完成学习，真正体会到视觉表现能力的发展和进步。

（四）方式灵活多样

在培养过程中，我们可以采用灵活多样的展示方式，例如图片、文字、视频等，通过丰富多彩的展示，激发儿童们的学习兴趣，提高其学习效果。而在展示方式的选择过程中，我们也应该注意其科学性，让学琴儿童能够真正地理解和掌握所学知识，提高其视觉表现能力。

（五）重视家长参与

学前儿童视觉表现能力的培养，除了教师的教学，家长的参与和沟通也是至关重要的。在教学过程中，我们应该积极与家长进行有效的沟通，让家长了解孩子的学习情况，并在家庭中给予孩子相应的支持和帮助，促进其视觉表现能力的持续提高。

总之，学前儿童视觉表现能力的培养原则是基于个体差异、以游戏为媒介、注重体验、多样化展示以及家长的参与和沟通为重要保障，这些原则旨在全面提升学前儿童的视觉表现能力，促进其健康成长。

三、培养模式

（一）培养环境

学前儿童视觉表现能力的培养环境通常是指自然、社会或课堂等环境。创造适宜的视觉表现能力培养环境有利于促进学前儿童视知觉能力的提升。如何提供适宜的环境条件也是视觉表现能力培养的前提。

首先，在自然环境中，要提供充足的阳光和较好的照明条件，避免较强的光线刺激和光线反射。同时，要让儿童经常接触大自然，享受视觉刺激带来的丰富知识。通过体验和观察自然，培养儿童的视知觉表现能力和分辨能力。

其次，在社会环境中，学前儿童接触和交往的人和事物应具有相对稳定的规律性和一定的可预见性。在这种环境下，儿童的视知觉能力可以得到更好的发展和提高。同时，要把握个别化的原则来设置环境。比如需要针对不同儿童的发展规律、特殊爱好等作出因材施教的合理安排。

再次，课堂环境是指教学者为学前儿童所创造的特定的教育环境。课堂环境应当是安全、卫生、整洁、宽敞的。在课堂环境中，视觉表现能力的培养需要教育者针对儿童的年龄、性别、兴趣、认知水平等，利用视觉材料或实物等通过寓教于乐的方式进行。

总之，创造适宜的视觉表现能力培养环境与教育者的教育能力有重要关系，我们应当根据学前儿童的实际情况，充分利用各种环境因素，营造有利于视觉表现能力培养的环境，帮助学前儿童完善视知觉功能。

（二）培养内容

在学前儿童视觉表现能力的培养中，培养内容是必不可少的。视觉表现能力的培养包括了视觉的感知与认知能力，如形状、颜色、大小、位置等相关的辨认、分类、比较与组合等。同时，视觉表现能力的培养还涉及到视觉动手能力的培养，如画画、剪纸、拼图等。视觉表现能力的培养也包括了视觉记忆的训练，如视觉暂存、模型重现等；视觉想象力的培养，如视觉联想与比喻等；视觉思维能力的培养，如视觉空间运用与推理能力等。

视觉表现能力的培养内容需要丰富多样，要拟定针对具体年龄、发展阶段以及个体差异的方案。对于具体的培养内容，必须注重培养的有效性与适宜性。视觉表现能力的培养内容应包含以下要素。

1. 具体性

视觉表现能力的培养内容应具体明确，内容要求具有条理性，既能让学前儿童看懂，也能让教师指导和监督。

2. 多样性

视觉表现能力的培养内容应该丰富多样，内容的形式异质性有利于增加趣味性，引起学前儿童的兴趣和积极性，从而提升其视觉表现能力。

3. 适度性

视觉表现能力的培养内容应该与学前儿童的年龄、兴趣爱好以及个体差异相适应。内容的难易度应该适中，既不要过于简单而影响儿童的学习兴趣，又不要过于复杂或难度太大，导致他们失去学习信心。

4. 前瞻性

视觉表现能力的培养内容应该具有前瞻性，随着教育的要求与儿童的认知发展水平不断提高，视觉表现能力的培养内容也需要及时更新和调整，保证其对学前儿童视觉表现能力的培养具有持续的有效性。

（三）评价反馈

为了更好地评价学前儿童视觉表现能力的培养效果，需要建立相应的评价体系。开展评价工作应当兼顾定量和定性相结合的原则，同时注意视觉表现能力的多样性和个体差异性。评价与反馈是视觉表现能力培养的必要环节，能够引导儿童认识自己的视觉表现能力，形成针对视觉表现能力培养的自我调控机制。

评价内容方面，可以从四个方面考虑：①通过视觉表现考核，将儿童的视觉表现能力与同龄人相比较，进行评分和排名等形式的测评。②通过观察孩子日常生活中的视觉表现情况，对他们的视觉表现能力进行总体评价。③以儿童个人的视觉表现为标准，比较他们在一定时间段内的变化情况，对其进行评价。④引导儿童了解自己的视觉表现情况，促进自我认识，同时减轻他们潜意识中对于视觉表现能力的焦虑情绪。

反馈形式可以分为口头和书面两种方式，也可以采用互动交流和小组讨论等形式。教师或者家长不仅要及时反馈儿童的视觉表现情况，更要引导孩子对自己的表现进行反思、总结和提升。同时，在反馈的过程中需要注意：要求孩子对自己的表现做出积极正面的评价，而不是进行过度的批评。在评价和反馈的过程中，要使用鼓励性的语言和行为，这可以增强孩子对于视觉表现能力培养的信心和积极性。

总之，评价和反馈是视觉表现能力培养的重要环节，需要教师和家长的共同参与。只有在合理有效的评价和反馈机制下，我们才能更好地促进学前儿童的视觉表现能力的全面发展，使他们在未来学习生活中受益。

四、培养方法

（一）创意画板与涂色训练

创意画板与涂色训练是对学前儿童进行视觉表现能力培养的重要方法。在创意画板的指导下，孩子们可以自由创作，并提高自身的创造力和想象力。通过画画的过程，孩子们可以感受到从无到有的成就感，也可以通过完成自己的画作展示出自身的表现能力。

创意画板的设置应该是个性化和多元化的。个性化指的是，不同的孩子有不同的喜好和特点，在画板的设计上应该尽可能满足孩子们多元化的需求。多元化指的是，应该使用不同种类的画板，可以通过让孩子们尝试绘制不同主题的画作让他们开阔视野，丰富感性体验。

涂色训练也是培养学前儿童表现能力的重要途径，涂色可以提高孩子们的色彩感知能力和手眼协调能力。涂色的方式也应该是多样化的，可以让孩子们认识不同种类的颜色和创新颜色组合，同时还可以让孩子们尝试一些图形的涂色，增强空间感和细节意识。

在进行画板和涂色训练时，要教给孩子们一些基本的绘画技能，比如线条的基本表现等。此外，还要教给他们一些基本的艺术知识和文化知识，可以通过介绍名画和名家的方式来提高他们的艺术素养和文化素质。

创意画板和涂色训练不仅可以提高他们的表现能力和创造力，还可以培养孩子们的想象力和创造性思维能力。

1. 创意画板的设计与制作

创意画板是一种专门为学前儿童设计的教学用具，旨在激发儿童的想象力和创造力。在创意画板的制作中，需要注意的是，要符合儿童的年龄特点和心理需求，创造出吸引他们积极参与的形式和内容。

（1）创意画板的设计

在色彩方面，尽量选用鲜艳明亮的颜色，使画板更加符合学前儿童的视觉需求。在图案内容方面，应该注重体现不同兴趣和所学知识，丰富画板内容，满足儿童的探究欲望。在材质方面，应尽量采用环保、安全的材料，避免对儿童的身体产生伤害。在画板尺寸方面，则应该根据儿童的身高和眼高，进行恰当的设置，符合儿童操作的需要。

（2）创意画板的制作

首先，要准备好画板的材料，比如纸板、彩色纸、彩色笔等。其次，按照设计好的图案进行手绘或电脑制图，并对制作材料进行精确的切割和拼接。最后，完成创意画板的印刷、涂饰、装订等各种加工工序，让画板制作完成。

（3）创意画板在学前教育中的应用

一是启发学前儿童的思维和想象力，帮助儿童形成自己的独立思考能力。二是促进沟通，尤其在语言表达方面，让儿童能通过画画来说话。三是激发学习兴趣，让学前儿童在寓教于乐中得到知识的启蒙。四是陶冶情操，培养美术兴趣和审美能力，让学前儿童视觉表现能力得到更全面的丰富和锻炼。

总之，在使用创意画板进行学前教育的过程中，除了画板的质量外，教师的引导和方法以及家长的配合，都是至关重要的。相信在这样的良好条件下，创意画板的训练将会产生更加积极和深远的影响。

2. 涂色训练的意义与作用

涂色训练是一种较为简单、易于操作的美术训练方式，它以视觉识别的颜色为主要元素，可以帮助儿童在想象与创造中更好地掌握色彩表现技巧。相关研究成果表明，涂色训练对学前儿童视觉表现能力的培养有着重要的促进作用。

涂色训练对儿童的认知与技能的提升有明显的积极影响。首先，通过涂色训练，幼儿的大脑可以更加清晰地理解颜色的含义与应用，提高视觉表现能力，从而促进认识能力的提升。其次，涂色训练对于幼儿手动技能的锻炼也起着积极的促进作用。涂色需要幼儿用自己的手来完成，可以锻炼他们的手部协调能力，促进双手的灵活程度，提高手写能力。

不同的涂色训练方法与技巧在促进学前儿童视觉表现能力中也有不同的效果。在涂色训练中，至关重要的一点就是对色彩的巧妙应用与合理运用，其中包括对色彩的认知，不同颜色之间的搭配，以及对整个图案进行整体规划等。因此，需要针对不同年龄段、不同性格的儿童进行有针对性的涂色训练，根据具体需求灵活选择相应的训练方法和技巧。例如，在颜色运用的训练中，注重锻炼他们对颜色的辨识能力，可以在不同颜色间进行辨别游戏，加强他们对单个颜色的认识与区分能力。

总之，涂色训练是一种简单有效、普及率极高的美术训练方式，对学前儿童的视觉表现能力提升有着显著的促进作用。在进行涂色训练时，要根据不同的需求选择相应的训练方法和技巧，并注意提高他们对色彩的认知和整体规划方案的能力。这样，能够让学前儿童在欣赏绘画的同时更好地培养自己的色彩表现能力。

3．涂色训练的方法与技巧

在学前教育中，涂色训练是非常重要的教学方法。通过涂色的训练，可以让孩子们提升手眼协调能力，还可以促进他们的色彩感知能力和创造力提升。

（1）选择合适材料

在进行涂色训练时，选择合适的油漆、画笔和纸张是非常关键的。针对学前儿童，我们需要选用不含有害物质的水性油漆，以及儿童专用的颜料、蜡笔和彩笔等。画笔的选择要视画面大小而定，并且需要具备良好的吸水性能，能够使颜色更加饱满，形成更好的效果。而纸张的选择则要考虑到纸张的光泽度、密度和平整度等要素。

（2）掌握色彩搭配

涂色训练的过程中，色彩的搭配也是至关重要的。选择合适的色彩搭配，在不同的涂色任务中，可以产生不同的效果。例如，采用冷色调搭配的颜色，会让画面显得寒冷沉静；而采用暖色调搭配的颜色，则会让画面显得温暖活泼。因此在进行涂色练习时，我们需要引导孩子们去观察、学习、尝试，并且不断总结色彩搭配的方法。

（3）培养创造力

除了色彩的搭配外，涂色训练还能够帮助学前儿童培养创造力。在训练的过程中，我们可以让他们自由发挥，不去限制他们的想象力和创造力，而是要引导他们表现出内心深处的丰富情感。比如，在设计新的涂色作品时，我们不妨考虑让孩子们绘制一些激动人心的场景、唯美的花朵或者让他们自己创作。

综合来看，在涂色训练过程中，我们需要注重色彩的搭配、孩子们内心情感的表达，创造人性化的训练环境，激发孩子们更多的学习兴趣和乐趣。

（二）舞台表演与形象塑造训练

舞台表演与形象塑造训练是学前儿童视觉表现能力培养的重要内容。通过学习表演技能，不仅能提升儿童的自信心和自我表达能力，还能激发其创造力和想象力，培养其独立思考的能力。

在舞台表演中，形象塑造是至关重要的。在塑造形象时，需要注意儿童的年龄特点和心理需求，选择适合他们的表演形式和内容。例如，可以选择简单有趣的儿童故事或童话剧等作为表演内容，让儿童通过扮演角色来体会角色情感，并借助形象寓意发挥自己的想象力。同时，舞台表演的成功不仅在于儿童的表演技能，还需要注意舞台布景、灯光等要素的设计，营造出适合表演内容的场景氛围，丰富现场观赏体验。

在舞台表演过程中，教练需要给予儿童充分的支持和鼓励，让其敢于表达自己的想法和感受。同时，还需要及时发现和纠正表演中存在的问题，帮助他们逐步完善表演技能。除了形象塑造和表演技能的训练，舞台表演还可以帮助儿童建立自信心。在表演过程中，他们需要勇敢面对观众、克服紧张、自我调节情绪等，这些都可以让他们更好地适应现实生活中的各种挑战。在总体上，舞台表演与形象塑造训练对于学前儿童视觉表现能力的培养非常重要。通过培养儿童的表演技能和形象塑造能力，可以让他们更加自信。

1. 舞台表演的意义与作用

舞台表演作为一种表达和交流方式，可以帮助学前儿童提高自信心和自我表达的能力。通过练习舞台表演，学前儿童不仅可以锻炼肢体协调与节奏感，还可以增强语言表达和情感表达的能力。同时，舞台表演的特殊性还可以帮助学前儿童培养良好的观众意识和团队协作精神。

在舞台表演中，形象塑造训练是其重要组成部分。形象塑造训练主要包括角色塑造、表情和动作等方面的训练。通过这些训练，学前儿童可以更好地理解和表达角色的内在情感，提高表演角色的可信度和感染力。需要注意的是，舞台表演与形象塑造训练的实施需要一定的教学方法和技巧。在教学过程中，教师应该尊重学生的思维和创造力，采用灵活多样的教学手段和方法，激发他们的兴趣和潜能。

通过相关实验研究，我们发现，这种训练可以显著提高学前儿童的表达能力和情感理解能力，促进其综合素质的全面发展。同时，还有助于学前儿童在日后的生活和工作中更好地表达自己和与人交流。因此，在学前教育中，舞台表演与形象塑造训练应该得到足够的重视和推广。

2. 形象塑造训练的实施方法

在学前儿童视觉表现能力的培养中，形象塑造训练是重要的一环。形象塑造训练的目标是通过各种形式的表演，让孩子们在展现自我和表达情感体验的同时，进一步锻炼形象塑造能力、团队协作能力以及综合艺术素养。该训练的有效实施需要关注以下四个方面。

（1）注重基础训练

学前儿童在进行形象塑造训练之前，需要进行基础训练，包括肢体语言、声音语调、肢体协调等方面的训练。只有在这些基础方面得到锻炼之后，他们才能具备更好的表演能力。

（2）精心设计内容和形式

形象塑造训练应该结合儿童的年龄、兴趣和能力等方面的特点，进行个性化的设计。可以通过编排短剧、模仿表演等多种形式，让他们在轻松愉快的氛围中进行训练，从而达到良好的效果。

（3）激发创造性思维

在形象塑造训练过程中，应该为学前儿童提供更多展示自我的机会，让他们可以自由地表达自己的想法和感受。通过这样的方式，可以激发他们的主动性和创造性思维。

（4）注重训练成果的评估

形象塑造训练的目标不仅是培养儿童的表演能力，还在于提高他们的自我认知和自我评价能力。因此，在训练过程中应该注重对他们的训练成果进行评估，并给予及时的反馈和指导，从而帮助他们不断提高自我表现能力和表演效果。

在进行形象塑造训练的过程中，以上方面都需要得到充分的重视。只有通过这样的努力，才能帮助学前儿童在形象塑造训练中不断提高自我表达能力和团队合作能力，同时也为他们今后具备综合艺术素养打下坚实的基础。

3. 评估与反馈

在舞台表演与形象塑造训练中，评估与反馈是非常重要的环节。评估可以让教师更好地了解学生的学习情况，反馈可以帮助学生及时发现自身的问题并加以改进。

在评估方面，可以采用多种方法。教师可以通过观察学生在表演中的状态和表现，听取学生的意见和建议，以及进行一些小测验等方式，对学生的表现进行评估。同时，为了更好地反映学生的表现能力，评估的内容可以包括表演技巧、形象形态、语音语调等多个方面。

在反馈方面，教师可以给予学生积极的肯定和鼓励，在确保学生精神状态良好的前提下，指出学生可能存在的问题并给予相应的帮助和建议。这样能够使学生更有信心、更积极地投入到舞台表演与形象塑造训练中，并主动寻求问题的解决方案。

同时，评估与反馈也需要有及时性和针对性。教师要及时对学生的表现进行评估和反馈，而且要根据学生的表现情况进行个别化的指导和帮助，针对不同问题采用不同的方法和策略，实现最好的效果。

因此，在舞台表演与形象塑造训练中，评估与反馈是不可或缺的环节。只有通过科学、全面、及时的评估和反馈，才能更好地发现和解决问题，提升学前儿童的视觉表现能力。

（三）想象力与表达能力训练

想象力与表达能力是学前儿童视觉表现能力培养中不可或缺的内容。对于想象力的培养，可以通过各种创意活动，例如让他们制作模型、拼图、泥塑等，从而刺激他们的想象力，培养好奇心和观察能力。此外，还可以读各种有趣的故事，鼓励他们去想象主人公的形象、性格、情感和场景等，提高他们的绘画和写作能力。

培养学前儿童的表达能力，可以通过口语表达训练，例如让他们自由交流，讲述自己的经历和感受等。还可以通过各种角色扮演游戏，例如扮演家长、老师、医生等，通过模拟真实情境，让他们学会表达自己的情感和观点。在表达能力的培养过程中，我们还需要积极引导他们学会用词准确、语句通顺、思路清晰地表达自己的观点。这需要我们引导他们在表达时注重语言的表现形式，例如合理运用修辞手法，以及善于使用比喻和类比等。

想象力和表达能力是学前儿童视觉表现能力培养中重要的组成部分，不能忽视。对于这方面的训练，家长和教师都应该加强引导和培养，为他们的健康成长奠定良好的基础。

1. 想象力与表达能力的关系

想象力与表达能力是学前儿童的两种重要能力。在早期阶段，想象力是他们探索世界和认知自我的一种重要方式。想象力的开发同时也促进了表达能力的提高，因此两者密切相关。

具体来说，想象力对表达能力有多种具体的影响。首先，想象力有助于学前儿童开阔思维，扩大视野，拓展认知范围。一个想象力丰富的儿童在表达自己的时候，往往能想象更多元化、更奇妙的事物，从而提升表达的丰富度和深度。其次，通过想象丰富的情境和故事角色的构建，学前儿童可以提高自己在表达上的语言逻辑思维能力，这对他们在语言的组合和语法的运用上都很重要。再次，一个富有想象力的学前儿童倾向于在表达自己的时候采用更生动、形象、多彩的方式，这种方式相对于单调的表达，更容易引起听众的兴趣和关注。

考虑到想象力与表达能力相辅相成的关系，我们应该充分挖掘学前儿童自身的想象能力，在训练中加强想象力与表达能力的衔接。在想象力与表达能力的训练过程中，我们应该避免过度依赖机械的记忆与模仿，而应该注重启发学前儿童的自主性，支持他们个性化甚至非常规的表达方式，以期更好地保持探索热情。

在训练过程中，我们可以采用多种方式来提升学前儿童的想象力和表达能力，比如通过绘画、剪纸、拼图等活动来激发一部分意识，让他们通过感官体验巩固自己的想象和表达能力。同时，舞蹈、朗诵、戏剧表演、故事阅读等活动可以在更加生动的形式中让学前儿童直接有效地感受到想象力和表达能力的关系。当然，我们需要根据不同的儿童进行有针对性的训练，包括年龄、性别、兴趣爱好、学习水平等因素，同时也要注意体现个性化，并且拓展多元化方式。

想象力与表达能力是学前儿童的重要能力，两者相互依存、相互促进。在实际训练中，我们应该充分认识两者之间的关系，切实采取针对性的训练策略，提高学前儿童的想象力和表达能力。

2. 想象力与表达能力训练的方法

想象力与表达能力训练是培养学前儿童视觉表现能力的重要方面。在学前儿童的成长过程中，想象力与表达能力是密不可分的。想象力是儿童进行思维活动和创造性活动的重要基础，而表达能力则是将所思所想和所作所为通过语言、文字、形象等形式传达出来的重要能力。

在想象力与表达能力的训练中，需要秉持两个理念：首先是要从儿童能够接受和理解的范围出发，不能超过他们理解和接受的能力，否则训练就会产生负面效果；其次是要注重激发儿童的兴趣，根据儿童的年龄、爱好和性格等进行个性化的培养，这样才能达到事半功倍的效果。

在想象力与表达能力的训练中，可以通过许多方法和技巧来提高学前儿童的视觉表现能力。例如，在火车游戏中，引导儿童把游戏中遇到的景象以语言形式描述出来；在绘画活动中，引导儿童通过自己的想象进行创作；在口语表达中，让儿童通过游戏角色扮演，学会用肢体语言和语言组合表达自己的想法和情感。

五、培养干预

（一）干预措施

1. 视觉训练

视觉训练是一种较为全面的训练方式，可以有效提高学前儿童的视觉运动协调能力、视知觉能力、视空间能力和视觉注意力等。具体来说，在视觉训练中，可以通过运用颜色、形状、大小、位置等元素，训练儿童的视觉辨识和空间认知能力，并通过拼图、画图、贴图等训练形式，提高儿童的视觉注意力和协调能力。

研究表明，视觉训练可以显著提高学前儿童的视觉表现能力。实验证明，经过 4 周的视觉训练后，儿童的眼球追踪能力、空间认知能力和手眼协调能力均有显著提高。此外，视觉训练也可以对部分存在视觉问题的学前儿童进行治疗，例如在斜视、弱视等方面，进行视觉训练可以显著改善儿童的视觉障碍。

2. 游戏活动

学前儿童的视觉表现能力是其智力、身体和心理发展的重要标志。我们可以通过多种方式来帮助提升学前儿童的视觉表现能力，其中游戏活动是较好选择。

第一，在游戏活动中，孩子们可以通过不同的游戏方式来训练自己的观察力和眼手协调能力。例如，通过玩益智游戏，孩子们可以锻炼自己的观察能力和思维能力，同时能提高他们的眼手协调能力。这些能力的提升，可以直接影响他们的学习和生活，同时也有助于提高他们的自信心和自尊心。

第二，在游戏活动中，孩子们可以认识到自己的身体和周围环境，从而对自己的视觉表现能力有更加深入的理解和掌握。例如，通过在户外玩耍和探索，孩子们可以接触到不同的事物和环境，同时也能学习到更多的知识和技能。这些经验不仅可以提高他们的视觉表现能力，还能促进他们的社交交往能力的提升。

第三，游戏活动可以帮助学前儿童更好地认识自己的情感和需求，从而对自己的视觉表现能力有更加全面和深入的理解。例如，在角色扮演和组队游戏中，孩子们可以学习到如何与他人合作和沟通，同时还可以体验到不同情境下的自我情感和表达方式。这些能力的提升，不仅可以促进他们的情感和社交发展，还有助于他们更好地掌握自己的视觉表现能力。

第四，在游戏活动中，我们可以为学前儿童提供更加有趣和多样化的视觉刺激和经验，从而刺激他们的视觉表现能力的发展。例如，通过奇妙的艺术展览和多彩的视觉绘本，孩子们可以感受到不同的视觉体验和情感体验，同时还能学习到更多的文化知识。这些经验可以促进孩子们的学习和发展，也能为他们的未来成长打下良好的基础。

总的来说，游戏活动对学前儿童的视觉表现能力有着重要的影响，不仅能提升他们的观察力和眼手协调能力，还能促进他们的身体、情感、社交和文化发展。因此，在干预措施中，我们应该积极鼓励和支持他们参与游戏活动，为他们的视觉表现能力提升和全面发展做出积极贡献。

3. 家庭教育

家庭教育在学前儿童视觉表现能力的培养中起着重要作用，家庭环境的影响决定了他们视觉表现的基本水平。父母的教育方式会对孩子的视觉发育产生积极或消极的影响，所以为孩子提供积极的教育是至关重要的。

第一，为了促进学前儿童视觉表现能力的发展，家长应该创造一个良好的学习环境，避免睡眠不足及阅读距离过近等不良习惯的养成。此外，家长可以通过翻阅图书、看动画、玩拼图等视觉活动来增强他们对事物的理解和感知能力，提高他们的观察能力。

第二，家长可以通过有针对性和规律性的游戏活动来锻炼孩子的视觉能力。例如进行拼图游戏、益智游戏等多样化的游戏，能够让孩子在游戏中全面发展视觉表现能力，同时增强孩子的注意力和动手能力。

第三，家庭教育的时间和方式也非常重要。家长应该在日常生活中，抽出专门的时间与孩子一起阅读、学习、玩耍等，尽量避免单调和枯燥的教育方式。此外，家长应该及时引导和矫正孩子的不良习惯，可以通过观看教育类视频、参加亲子教育培训等，提高家庭教育的效果。

因此，家庭教育对学前儿童视觉表现能力的影响十分关键。家长应该为孩子提供一个丰富多彩的视觉环境，树立正确的学习观念，加强对孩子的引导与教育，从而培养出有良好视觉表现能力的优秀儿童。

4. 学校教育

学校教育能够提供多元的学习和活动，同时增强儿童的视觉认知和认知控制能力。研究表明，学校教育对学前儿童视觉表现能力的影响具有显著性。

第一，学校教育不仅提供常规的书本知识，还能提供各种各样的体育、音乐、艺术等丰富的活动来帮助儿童更好地发展视觉表现能力。儿童在这些活动中需要准确地观察、感知、运用，从而促进视觉表现能力的提升。

第二，学校教育中的各种活动和知识点都需要儿童做出视觉认知和认知控制的反应。例如，在学习数学时，儿童需要进行数字的辨认和计算，这需要借助眼球调节能力。而在学习音乐时，儿童需要记住节奏和旋律，这需要他们具备较高的认知控制水平。

第三，学校教育中增加对儿童视觉表现能力培养的重视，能够显著提升学前儿童的视觉表现能力，同时培养儿童的自信心和学习动力。

综上所述，学校教育是提升学前儿童视觉表现能力的重要影响因素，其对孩子的视觉表现能力提升具有重要意义。因此，学校应当充分重视视觉表现能力的培养，在提供多元的学习和活动的同时，注重培养儿童的认知控制能力和自信心，持续提升学前儿童的视觉表现能力。

（二）干预效果

1. 干预效果的评价

在干预效果的评价方面，可以采用多种方法进行。常用的方法有量化测评和非量化测评。量化测评可以通过客观测量和统计数据来评估干预效果，如采用常规的视觉评估工具对学前儿童进行测试，并对测试结果进行比较和分析，同时也可以使用问卷调查等方法来获取家长和老师的反馈，从而了解学前儿童的视觉表现情况。非量化测评则采用观察、记录和分析的方法来评估干预效果，可以通过日常观察、记录过程、评定作品等，来了解干预措施对儿童视觉表现的影响。

此外，也需要考虑干预效果评价的实际情况，如干预内容是否适应年龄特点、干预方式是否有效等。评价干预效果需要根据目标与期望进行全方位的评估，这样才能更加准确地评估干预的效果，确保其不仅有助于儿童视觉表现能力的提高，也符合干预的目标和期望。因此，在进行干预效果的评价时，需要综合考虑多方面的因素。

2. 干预效果的调整

在对学前儿童视觉表现能力进行干预后，需要及时对干预效果进行评估，以便对干预方案进行调整和优化。干预效果的调整是针对干预方案的不足和不同年龄段儿童的差异性进行的，旨在提高干预的可持续性。其主要包括针对干预方案的不足进行调整和针对不同年龄段儿童的差异性进行调整两个方面。

第一，针对干预方案的不足进行调整。在干预实施过程中，根据干预效果评估结果和儿童特点，可以及时调整干预方案，提高干预效果。例如，在儿童视力干预中，如果干预效果评估结果显示儿童的视力提高不显著，可以在干预方案中增加视觉训练的难度和强度，以提高干预效果。此外，针对儿童个体差异，可以根据儿童的特点优化干预方案。例如，针对单眼弱视儿童，可以针对性地加强单眼视力训练。

第二，针对不同年龄段儿童的差异性进行调整。不同年龄段儿童的视觉表现能力、视觉需求、视觉注意力等方面存在一定的差异，需要针对性地制定不同的干预策略。例如，在3岁以下的婴幼儿干预中，可以采用肢体运动引导和颜色、声音等视觉刺激，提高儿童的关注力和反应能力；而在4到6岁儿童的视力干预中，可以通过游戏、绘画等方式，引导儿童主动参与视力训练。

第三，干预效果的调整需要注意持续性。在对干预方案进行调整后，需要持续地对干预效果进行评估和跟踪，以确认干预效果的改善和可持续性。同时，也需要及时对干预方案进行进一步的调整，以充分达到干预效果。

综上所述，干预效果的调整是干预实施中的重要环节，需要针对干预方案的不足和不同年龄段儿童的差异性进行调整，并且持续评估和跟踪干预效果。通过及时调整和优化，可以提高干预效果和可持续性，从而更好地促进学前儿童视觉表现能力的提升。

3. 干预效果的持续性评估

在干预效果评价的基础上，需要进一步对学前儿童的视觉表现能力进行持续性评估。持续性评估是对干预效果的全面性反映，能够真实地反映出干预措施对儿童视觉表现能力的长期影响。而对于不同年龄段的学前儿童，应选择相应的持续性评估指标和方法，以及不同的干预效果评价标准。

第一，对于3至6岁的学前儿童，在干预效果评价的基础上，可以通过定期的视力检查和视觉能力测试来解决持续性评估问题。例如，可以对儿童的视力、屈光度、斜视、弱视等进行评测，并结合儿童的实际表现以及家长的反馈，形成更为真实准确的持续性评估结果。同时，在进行持续性评估时，还应对儿童的心理健康等方面进行综合评估，以充分了解儿童的发展状况。

第二，对于1至3岁的学前儿童，由于他们的认知、语言表达以及配合度较差，不适合通过传统的测试来进行评价。此时，可以采用直接观察的方法，观察儿童在日常生活中视觉表现的变化。例如，可以记录他们在看书、画画、找物品等活动中的表现，并与干预前的表现进行对比。同时，可以通过家长反馈和专业人员的观察，来更全面地评估儿童的视觉表现能力。

总之，在学前儿童视觉表现能力的干预过程中，持续性评估是非常重要的一环。针对不同年龄段的学前儿童应有不同的持续性评估方法和标准，并充分考虑学前儿童的实际情况，以客观准确地反映出干预措施对学前儿童视觉表现能力的长期影响。

4. 干预效果的影响因素

在对学前儿童视觉表现能力进行干预的过程中，干预效果的评价和调整显得尤为重要。在评价干预效果时，一些特殊因素需要被考虑。其中，干预时间、干预方法和儿童的基础视觉表现能力都可能会对干预效果产生影响。此外，对于不同年龄段的儿童，干预效果也会有所不同。因此，在进行干预评价时应该深入分析这些影响因素。

第一，对于干预效果较差的情况，针对性的调整策略也是十分必要的。在进行调整时，需要考虑的因素同样是多方面的。常见的调整策略有调整干预时间、增加干预频次等。此外，针对不同年龄段的儿童改变调整策略也十分关键。在不断调整干预策略的情况下，干预效果也会发生变化。

第二，除了对干预效果进行评价和调整，持续性评估同样是十分必要的。进行持续性评估可以帮助学前儿童更好地了解干预效果的长期影响。此外，在评估干预效果的持续性时，也需要考虑到一些可能产生影响的因素。这些因素可能是干预时间的长短、干预手段的可行性等。

第三，针对干预效果的影响因素进行分析也具有重要的意义。通过分析影响因素，可以更好地了解学前儿童视觉表现能力干预的具体效果，并为我们未来的干预工作提供有益的参考。因此，在进行干预效果的分析时，必须充分考虑干预的内容、方式和时间等细节问题。

第三节　家庭和学校的角色责任

一、家庭和学校的作用

（一）在视觉感知能力培养中的作用

学前儿童的视觉感知能力培养在很大程度上由家庭和学校共同承担。家长是儿童最亲密的对象，也是他们视觉感知能力培养过程中最重要的教育者。学校也是影响学前儿童视觉感知能力发展的重要因素。家庭是儿童最初的学习场所，也是影响儿童视觉感知能力发展的最重要因素。研究表明，家庭环境对儿童的感知发展具有积极影响，亲子关系的亲密程度、父母的关注度、对孩子的启发性语言、家庭氛围以及家庭文化等因素都直接影响儿童视觉感知能力的发展。

第一，亲子关系的亲密程度对儿童的视觉感知能力发展起到了至关重要的作用。较为亲密的亲子关系有助于提高儿童的自尊心和自信心，促进儿童在视觉感知能力方面的自我发展。家长应该在儿童的成长中给予足够的鼓励和支持，帮助他们增强自信心和自我认知能力。

第二，父母的关注度也是影响儿童视觉感知能力发展的重要因素。父母应该注意与孩子的情感交流，关注孩子的视觉能力发展，及时为孩子提供相关的学习指导和支持。同时，家长可以通过丰富多彩的活动，如拼图、手指画、制作玩具等，帮助他们提高视觉感知能力。

第三，在家庭氛围方面也应该特别注意。保持一个温馨和睦的家庭氛围，避免过度焦虑和压力，可以帮助儿童更好地发展视觉感知能力。此外，家庭文化也是影响儿童视觉感知能力发展的重要因素。父母应该引导孩子接触和了解更多有益的文化艺术，如美术、音乐、舞蹈等，帮助孩子发展视觉感知能力。

与家庭相比，学校在影响儿童视觉感知能力发展方面发挥着更为直接和明显的作用。学前教育机构作为儿童第二个成长和学习场所，也是培养学前儿童视觉感知能力的重要平台。

第一，学校应该注重开发和提供适合学前儿童年龄特点的视觉感知器材和教育设施，如进行视觉感知游戏、立体结构拼搭的教育器材，为儿童提供高质量、多样化的视觉感知学习资源。

第二，学校应该注重视觉感知能力培养的内容安排和学习方法，根据儿童的年龄、视觉感知水平和学习特点等，开展贴近儿童生活的、有趣味性的视觉感知能力培养内容，通过生动形象的教学方式培养儿童的视觉感知能力。

第三，学校应该在视觉感知能力方面注重教师的专业素养培养。专业资质较高的教师具备更好的视觉感知能力培养意识和理论基础，能够更加有效地帮助儿童发展视觉感知能力。教师的专业素养培养是视觉感知教育获得成功的重要保障。

因此，家庭和学校在学前儿童的视觉感知能力培养中扮演着至关重要的角色。家长和教师应该共同努力，为儿童提供优质的视觉感知教育资源和良好的视觉感知发展环境，共同促进儿童视觉感知能力的全面发展。

（二）在视觉表现能力培养中的作用

在学前儿童视觉表现能力的培养中，家庭和学校同样扮演着重要角色。具体而言，家庭和学校应该采取互补的方式来促进儿童视觉表现能力的提升。

一方面，家庭是孩子生活和成长最基础的环境，家长在孩子成长的整个过程中都起着重要的作用。首先，家长应该了解孩子的兴趣和特长，并且创造机会和环境让孩子展现自己的表现能力。例如，鼓励孩子参加各种舞台表演或比赛等，这不仅可以展现孩子的才华，还可以增强孩子的自信心和责任心。其次，家长要给予孩子足够的关注和关心，在孩子表现好的时候及时给予赞扬和鼓励，同时也要在孩子遭遇挫折或失败时给予适当的安慰和支持，让孩子保持积极的心态和情绪。

另一方面，学校作为儿童的第二家庭，也需要发挥在儿童视觉表现能力培养中的作用。首先，学校应该制定出适合儿童发展和提高表现能力的教学计划和方案，不仅是传授知识，更需要培养他们的创新意识和实践能力。例如，鼓励儿童在各种科技展示中展示自己的作品，组织各种拓展性实践活动，这些都可以激发他们的表现潜力。

其次，学校也需要营造积极的教育氛围，让他们能够感受到学校对表现能力的重视和关注，这样可以引导他们在学习和生活中积极探索、表达自我。

二、家庭和学校的角色责任

（一）家庭的培养

家庭对学前儿童视觉感知与表现能力的培养具有重要作用。家长应该从孩子的生活环境、营养、睡眠等多个方面入手，促进儿童视觉发育。首先，孩子的生活环境应该保持整洁、明亮，有助于提高孩子的视力健康。研究表明，过强的光线和过弱的光线对儿童的视力都有不良影响，因此要让孩子在明亮但不刺眼的环境中生活。其次，儿童的饮食应该含有丰富的维生素等，以保证眼睛的正常发育和免受疾病侵害。另外，保持良好的睡眠质量也是保护视力的关键。

除了日常生活的调节，家长还可以通过一些游戏、绘画、拼图等活动提高孩子的视觉表现能力。例如，通过找茬游戏可以锻炼孩子的观察力和细节感知能力，通过绘画和拼图可以培养孩子的空间想象力和手眼协调能力。这些活动不仅可以激发孩子的兴趣和好奇心，还能增强亲子关系。

需要注意的是，家长在培养孩子的视觉感知和表现能力时应该注意方法和步骤，不能过分强调成果，而忽略了孩子的兴趣和专注度。家长应该尊重孩子的个性和需求，让孩子在轻松、愉快的氛围中学习和成长。

（二）学校的培养

学校在学前儿童视觉感知与表现能力培养中扮演着重要角色。首先，学校可以提供优质的教学环境和教学资源，为学前儿童提供科学、系统的视觉感知与表现能力培养方案，进一步促进学前儿童的身心健康发展。其次，学校可以通过各种活动和课程来让学前儿童进行眼球运动、深度感知和色彩辨识等视觉活动，锻炼学前儿童的视觉敏感度、注意力和细节把握能力，提高他们的视觉表现能力。因此，学校需要制定科学的课程计划和活动方案，同时教师需要具备一定的教育心理学、视觉心理学等相关专业知识，能够有效地指导和促进学前儿童视觉感知与表现能力的培养。

学校还需要与家庭协同合作，将学前儿童的视觉感知与表现能力培养融入到家庭教育中，从而形成良好的家校联动模式。学校可以组织亲子活动、家长会等课外活动，将视觉教育知识传递给家长，同时让家长了解学前儿童的视觉发育情况，以便更好地关注和引导孩子的视觉健康成长。此外，学校也可以通过家访等方式了解每个学前儿童的视觉感知和表现能力情况，有针对性地进行视觉培养计划的制定和实施。因此，学校需要建立优秀的家校合作机制，以达到学前儿童视觉感知与表现能力培养的最佳效果。

总之，学校在学前儿童视觉感知与表现能力培养中的作用不可忽视。为此，学校需要做好全方位的视觉教育工作，同时也需要通过家校合作来促进学前儿童视觉感知与表现能力的全面发展。

（三）家庭和学校合作培养

在学前儿童视觉感知与表现能力的培养中，家庭和学校的合作是不可或缺的。合作模式的选择将直接影响到儿童的成长。常见的家校合作模式包括家校联谊、家庭作业、家校共育等。其中，家校共育是最有效的一种模式。

家校共育，即家庭和学校相互支持、相互合作，共同促进儿童全面发展的教育方式。这种模式下，家庭不仅要关注儿童的学习，还要重视儿童的身心发展，从而能够更好地配合学校教学。此外，学校也需要积极与家庭互动，了解儿童在家庭中的表现，做到家校互通、合作共育。

在实践过程中，家校共育能够有效促进学前儿童视觉感知与表现能力的培养。家长能够观察儿童的视觉表现，并在家庭中提供丰富的视觉刺激和训练。而在学校，老师能够利用课堂时间，采用多种创新的教学方式，为儿童提供更加贴近生活和实际的视觉教育。此外，在学校和家庭的协作下，还可以制定切实可行的视觉训练计划，全面提高儿童的视觉表现能力。

（四）问题和挑战

在学前儿童视觉感知与表现能力的培养中，家庭和学校都扮演着重要的角色和肩负着巨大的责任。然而，在培养过程中，也面临各种问题和挑战。例如，家庭和学校的理念、意见和方式不一致，不能够形成合理的合作机制；同时，家长过度参与孩子的学习也会影响儿童独立思考、自主学习的能力，甚至引发家长和孩子的矛盾。

首先，对于家庭而言，可能面临的一个主要问题是缺乏正确的知识和方法。许多家长并不清楚如何正确地引导孩子进行视觉感知和表现能力的培养，或者缺乏专业的知识和技能。这就使得他们很难为孩子提供有针对性的指导和支持，从而影响到孩子的发展。

其次，另一个可能出现的问题是缺乏足够的时间和精力。如今，很多家庭都很忙碌，父母们需要工作和照顾家庭，时间很有限。在这种情况下，他们可能很难花费足够的时间和精力来陪伴和指导孩子，这也会对孩子的视觉能力发展造成一定的负面影响。

对于学校而言，面临的主要挑战是培养模式的选择和实施。学校需要通过制定科学合理的培养方案来指导学前儿童提升视觉感知和表现能力。然而，由于孩子们的年龄和性格等因素的差异，对于不同的孩子，需要采用不同的方法和模式。因此，如何选择和实施培养模式成为了学校面临的主要问题。另一个可能出现的问题是师资力量不足。相比于高年级的教师，学前教师的数量相对较少。教师需要具备一定的专业知识和技能来指导孩子视觉感知和表现能力的培养，而这对于许多教育工作者来说并不是易事。

综上所述，家庭和学校在学前儿童视觉感知与表现能力的培养中，面临的问题和挑战还非常多。针对这些问题，可以加强家庭与学校的沟通，共同解决问题，建立合理的家校协调机制，同时也要鼓励儿童逐渐发展自主学习的能力。只有这样，才能够使家庭和学校合作取得更好的效果。

第四章　评估方法与应用实践

第一节　视觉感知能力的评估

一、评估的必要性

(一) 学前儿童视觉发展的特点

学前儿童视觉发展的特点是研究视觉感知评估的关键因素。在这一阶段，儿童的视觉系统会发生重要变化，包括结构和功能方面的改变。首先是视力的发展，儿童在出生后的前几个月内，视力会快速成长。其次是眼球运动的发展，儿童的眼球可以进行多向移动和注视，也可以进行追踪和跟随，这些能力在幼儿园拟准备期和正式入学后变得更加成熟。儿童的视觉感知能力也在逐渐成长，从对物体的基本辨认开始，到具备识别区分形状、颜色、大小、位置和运动的能力。同时，儿童还会对图像有更深层次的理解，如抽象图形的组合和表示。

值得注意的是，各个阶段的视觉发展都是相互关联的，能力水平的不同会影响到后续的视觉感知处理。因此，了解和评估学前儿童视觉感知能力的特点和水平，对于儿童视觉健康和教育措施制定都起着至关重要的作用。

(二) 视觉感知能力评估的作用

学前儿童的视觉感知能力对其后续的学习和生活有着深远影响。能够有效评估学前儿童的视觉感知能力，对于发现视觉感知问题、及时进行干预和提高学习效果至关重要。因此，对学前儿童视觉感知能力进行评估的必要性不可忽视。

首先，学前儿童的视觉感知能力是其认知发展的一部分，对于其后续的学习和生活至关重要。除了对视力的检查，通过评估学前儿童的视觉感知能力，可以发现其在形状、颜色、大小、位置、方向、造型等方面存在的问题，如视觉融合、立体感知、空间感知等方面存在的缺陷。而这些方面的缺陷，会对学前儿童的阅读、写作、绘画、手工等方面的学习产生不良的影响。

其次，学前儿童视觉感知能力评估有利于发现和提早干预潜在的视觉问题。一些视觉问题在学前儿童时期便已经出现，如果得不到及时干预，在学习认知、心理调适、交往能力等方面都可能会造成一定的阻碍。通过视觉感知能力评估和干预可以帮助发现和缓解学前儿童的视觉问题。

再次，对学前儿童视觉感知能力的评估，有利于促进学前教育的发展。学前教育的目标是促进学前儿童全面发展，而学前儿童视觉感知评估是对学前儿童认知能力的一种评价，推行视觉感知能力评估也能促进学前教育的进一步完善。

总之，对学前儿童视觉感知能力的评估是十分重要的。针对不同的学前儿童，制定科学、全面的评估体系，对促进学前教育的发展、发现并解决学前儿童的视觉问题、提高学前儿童的认知能力等至关重要。

二、评估工具

（一）视觉行为检查表

视觉行为检查表是用于评估学前儿童视觉发展的重要工具。它主要用于评估儿童视觉行为，包括眼球运动、注视、跟踪、固视、远近调节等方面。此外，视觉行为检查表还可以辅助评估儿童的视觉定位能力、视觉注意力和视觉记忆等。具体来讲，视觉行为检查表包括多个测试项目，如注视、远近调节、颜色识别、形状识别、方向感知等。通过这些测试项目，我们可以了解儿童在视觉行为方面的表现，以及是否存在视觉发育方面的问题。

视觉行为检查表具有简单易懂、操作方便等特点，可以在较短的时间内完成测查，同时还可以反映出儿童的真实视觉行为，有助于教育工作者对儿童的视觉发展进行科学准确的评估和判断。

总之，视觉行为检查表是评估学前儿童视觉发展中不可或缺的一种工具，可以为教育工作者和家长提供参考，帮助他们及时发现儿童视觉发育方面的问题，从而采取合理的干预措施，确保他们视觉健康。

（二）视觉感知测验

视觉感知测验作为一种常用的评估儿童视觉感知的工具，在视觉感知评估中有重要作用。该测验通常由多种视觉能力测试组成，包括形状辨认、颜色辨认、图案辨认等，旨在评测儿童感知不同视觉刺激的能力和程度，以明确其视觉发展阶段和潜在视觉问题。

在视觉感知测验中，形状辨认通常要求儿童将具有不同形状的物体正确分类，而颜色辨认则要求儿童将不同颜色的物体正确匹配。此外，图案辨认还要求儿童从不同的图案中找出与目标相匹配的部分或完整的图案等。这些任务能够揭示儿童视觉感知的不同方面和水平，从而有助于针对性地促进儿童的视觉发展和发现视觉问题。

虽然视觉感知测验在儿童视觉发展中具有重要意义，但具体应用还需要注意一些问题。首先，测验需要根据儿童年龄和发展特点进行相应的调整，以保证测验结果的准确性和有效性。其次，测验的执行需要儿童的合作和专注，因此在测试中需要提供充分的引导和鼓励，同时避免儿童过度疲劳和焦虑。

综上所述，视觉感知测验作为一种多维度、多水平的评估工具，在评估学前儿童视觉感知时具有不可替代的作用。同时，其应用需要注意测验选取、任务设计与实施、数据解释等多个环节，以确保测验结果的客观性和实用性。

（三）视觉动态测验

视觉动态测验是对学前儿童视觉感知进行评估的一种重要工具。该工具主要通过观察儿童对物体运动和方向的反应，以及及时准确地将其观察结果记录下来的方式，来判断儿童在视觉动态感知方面的发展水平。

视觉动态测验包括多个测试项目，例如跳跃球、旋转球、翻转板等。测试时，通常会先给儿童演示测试物品的运动方向和过程，然后要求其对运动的速度、方向、距离等进行判断。并在测试过程中记录儿童的表现，以此作为评估的依据。

根据相关研究，该测验通常适用于年龄在 3 至 6 岁之间的学前儿童。而在测验结果评估方面，一些广泛应用的评估指标包括测试物体的数量、难易程度、儿童作答正确率、反应时间和运动类型等。

此外，需要注意的是，在使用该工具进行测试时，需要确保测试环境的安静和秩序，尽可能避免干扰因素。此外，也需根据儿童的年龄、性别、兴趣等因素进行相应的测验设置，以确保测试结果的客观性和准确性。

因此，视觉动态测验在使用中，可以通过对测试内容的不断完善和对测试环境的精准控制，提高其评估效果，更好地了解学前儿童视觉感知的发展水平，对其视觉教育提供更有力的支持。

（四）视觉运动测验

视觉运动测验是一种常用的视觉感知测量工具，主要用于评估儿童空间感知和手眼协调等能力。该测试可以覆盖儿童在视觉运动方面的多个内容，例如视觉追随、立体视、视觉动觉知觉、视觉注意等。视觉运动测验也包括多个子测试，例如里昂立体视觉测试、色鉴认测试和转运运动知觉测试等。

里昂立体视觉测试用于评估儿童的立体视觉能力。该测试将一幅三维图片切分成两幅二维图片，在不同间隔距离内展示给受测儿童，并要求其判断这两幅图片之间的深度关系。色鉴认测试用于评估儿童的颜色识别能力，通常采用板块颜色配对法或挑选颜色法进行评估。转运运动知觉测试用于评估儿童的手眼协调能力，可以通过画画、拼图等方法进行测试。

视觉运动测验在评估学前儿童的视觉感知能力方面具有很高的准确性和可靠性，并已经被广泛用于学前教育机构和儿童视力保健机构。此外，视觉运动测验在帮助儿童提高视觉感知能力、发现视觉感知障碍等方面也发挥着重要作用。但需要注意的是，视觉运动测验在使用时需要结合实际情况，不能过度依赖单一评估工具，应该同时考虑儿童的年龄、个体差异、行为表现等多方面的因素，从而在准确评估的同时更好地辅助儿童成长。

三、评估方法

（一）视觉行为观察法

视觉行为观察法是一种基于对学前儿童行为的观察和记录来进行视觉感知评估的方法。这种方法可以评估学前儿童的视觉感知能力，同时也可以评估其日常行为表现的各个方面，如专注度、精确性和速度等。

视觉行为观察法可以通过观察学前儿童在进行一系列视觉任务时的行为反应来得出评估结论。这些视觉任务包括从簇群中找出特定形状、识别简单的图形、完成复杂的视觉任务等。观察的主要内容包括学前儿童的注意力、运动技能、认知处理能力，以及对不同光照条件、形状、颜色等因素的反应。

这种方法的主要优点是不需要特殊的设备，可以在日常环境中进行，可以在许多机构和家庭中使用。然而，视觉行为观察法也存在一些缺点。它主要依赖于评估者对学前儿童行为的观察和记录，结果受评估者因素的影响较大。同时，该方法缺乏标准化的评估程序和一致的评估标准，因此，容易出现结果的不确定性和不可靠性。

总之，视觉行为观察法是一种简单易行、不受设备限制的评估方法，可以为学前儿童的视觉感知能力的初步评估提供有用的信息。但在实际评估时，还应该注意及时记录数据并结合其他评估方法来确保评估结果的准确性和可靠性。

（二）视觉检查测试法

视觉检查测试法是一种常见的评估学前儿童视觉感知的方法。它通过对视觉系统的各个分量进行检查和判断，对学前儿童的视觉感知能力进行评估。该方法包括对视觉运动能力、三维空间感知、视觉辨别能力及色觉等多个方面进行检查。对于学前儿童而言，因为他们的视觉系统还不够成熟，所以在视觉检查方面需要付出更多的精力和耐心。

在进行视觉测试前，需要先排除环境因素对检测结果的干扰。例如，噪音、灰尘、光线不足等都会影响测试结果。同时，在进行测试时，需要耐心引导孩子配合，并将测试过程变得有趣，以提高测试的准确性。其中，视觉辨别能力是视觉测试的重点。在测试中，需要让孩子辨认物体、形状、颜色等，并记录其对这些视觉刺激的反应。同时，还需要观察孩子对细节的注意力和对不同颜色、形状等变化的反应能力。

除了视觉辨别能力，视觉运动能力的测试也尤为重要。视觉运动能力是指孩子通过眼球运动能力进行的感知。在测试中，需要观察孩子的跟踪能力、注视能力和眼球协同能力等，以评估其视觉系统的健康状态和发展水平。

综上所述，在进行视觉检查测试时，需要充分研究测试工具的特点，设计具有互动性的测试过程，并在测试中注重孩子的心理状态和行为表现。只有这样，才能更准确地评估学前儿童的视觉感知能力，为其提供更好的指导。

（三）视觉电生理检测法

视觉电生理检测法是一种客观而准确的学前儿童视觉感知评估方法。该方法通过记录儿童视觉信息的生物电活动，以获得客观的视觉感知功能数据。电生理检测法更加客观精准，避免了不可靠的观察和实验误差。而且，电生理检测法较少受儿童的年龄、语言和文化程度等因素影响。

视觉电生理检测法包括几种常见的检测方法，如视觉诱发电位、闪光灯电图以及眼动电图等。其中，视觉诱发电位是最被广泛应用的方法。视觉诱发电位检测主要通过视觉刺激来记录大脑皮层对视觉刺激的反应；闪光灯电图是通过闪光灯刺激来检测视网膜电活动的变化；眼动电图是检测眼部肌肉电活动的变化，并探测眼球在眼眶中的位置变化。

与其他评估方法相比，视觉电生理检测法具有较高的准确率和可靠性。该方法可以测定儿童视觉系统的整体功能情况，包括对于光的反应，视觉信号在视网膜、视神经和大脑皮层之间的传递速度、加工效率、稳定性等。同时，电生理检测法还可以对具体视觉缺陷进行鉴别和分类，如屈光不正、色觉缺陷等。

视觉电生理检测法也存在一些缺点和不足。首先，电生理检测需要昂贵的设备和专业的检测技术人员，使得该方法的普及性较弱。其次，视觉电生理检测需要信号质量好的刺激，并且测试者需要在精神状态良好的情况下完成测试，否则会影响测试结果。最后，电生理检测测试的过程复杂，一般需要 30 分钟至 1 个小时的测试时间，可能对于年龄较小或短暂注意力难以保持的儿童来说较为困难。

综合而言，视觉电生理检测法具有高度的客观性、准确性和可靠性，能够全面评估学前儿童的视觉感知能力，是一种可靠的评估方法。

四、具体应用

（一）在学前教育中的应用

学前儿童视觉感知评估在学前教育中具有重要的应用价值。学前教育是儿童接受教育的重要阶段，是儿童认知、语言、情感、社会行为和身体运动发展的重要时期。在这个阶段，儿童的视觉感知能力也在不断地发展，因此针对学前儿童视觉感知评估的相关研究日益受到广泛的关注。

在学前教育中，学前儿童的视觉感知能力评估可以帮助教师更好地了解学生的视觉感知状态，采取更高效的教育方法和教学策略。视觉感知能力的弱化或缺乏，会限制儿童的学习和认知能力。因此，评估学前儿童的视觉感知能力可以帮助教师及时发现潜在风险，采取有效的干预措施，提高学习效果，促进学生的全面发展。

另外，在学前教育中，评估学前儿童的视觉感知能力也有助于发现视觉障碍等视觉系统问题。发现这些问题，学前教育机构应该及时引导家长将孩子送往专业机构进行进一步的检测和治疗，并及时提供相应的视觉治疗方案。通过早期的干预措施，可以有效预防儿童视觉系统相关问题的产生和发展，并为儿童日后的成长奠定良好的视觉基础。

总之，评估学前儿童的视觉感知能力可以更好地为学前儿童提供更有益的帮助和教育，帮助家长和教师更好地关注儿童视觉障碍问题，从而进行早期干预。因此，加强和推广学前儿童视觉感知能力的评估在学前教育中具有非常重要的意义。

（二）在视觉保健中的应用

学前儿童的视觉系统是发育不完全的，因此很容易受到环境和生活习惯的影响，在生长发育过程中，经常会出现不同程度的视觉问题。覆盖儿童整个成长阶段的视觉保健对于学前教育和儿童健康成长至关重要。学前儿童视觉保健具体包括预防性视觉保健和视觉健康诊疗。其中，预防性视觉保健是指在学前儿童视力发展各个阶段对儿童进行家庭照护、教师协助、专业辅导、视力筛查等多种形式的视力健康宣教和医学健康教育，从而降低学前儿童视力问题的发生率；视觉健康诊疗则是指针对儿童视力减弱、眼部外伤、斜视、弱视等问题，首先对儿童的视力进行评估，再选择正确有效的方法进行干预。

基于学前儿童视觉保健的实际需求，学前儿童视觉感知评估在视觉保健中的应用已非常重要。通过视觉感知评估，医生和教育工作者可以掌握儿童视觉感知的实际情况，从而改善视力问题和提高他们的学习能力。视觉感知评估的核心是进行全面的多方位视力测试，通过这些测试数据的分析，可以用科学的方法判断视觉发育水平和视力健康情况。视觉感知评估结果可以帮助医生和教育工作者建立视力健康档案，随时跟进视力健康情况的变化，为儿童的视力健康保驾护航。

视觉保健专业人员可以通过视觉感知评估，提供最好的视觉服务和指导，对儿童的视力健康做出最有用的保健计划。在视觉保健实践中，视觉感知评估已经被广泛应用于视觉功能评估。同时，在教育方面，视觉感知评估也被广泛应用于学前教育中。评估结果可以为教育工作者提供充分的信息，帮助他们更准确地了解儿童的视力发育水平和视力问题，进而制定个性化的教育方案。在家庭中，家长也可以通过视觉感知评估结果及时关注孩子的视力健康情况，及时采取相关措施，促进学前儿童的健康成长。

（三）在学术研究中的应用

学前儿童视觉感知评估作为近年来备受关注的研究热点，在学术研究中的应用也日益广泛。众多学者结合国内外相关研究成果，探讨了试题设计、评估方法与指标、评估结果的解释及其在实践中的应用。

首先，研究者在设计视觉感知评估的试题时，需要结合儿童视觉发展的特点及年龄阶段。很多学者开展了一系列相关实验，初步确定了适合学前儿童的试题内容及类型。比如，4 至 6 岁的儿童可以完成常见物体的色彩、形状、数量及位置等要素的辨别；而 7 至 8 岁的儿童则可以识别出关键的视觉特征，如线条的长短、粗细等。

其次，在视觉感知评估过程中，指标的选择至关重要。为了保证评估结果的科学性、权威性及可信度，研究者需要明确评估指标及其解释标准。目前，常见的评估指标包括儿童眼球运动、眼跳、视觉注意力、立体感知、空间感知等综合指标。

再次，评估结果的解释及其与现实学习情况的关联是学术研究亟待解决的问题。在比较实践应用效果时，需要通过统计数据、分析结果等方式，将在视觉保健、学前教育等领域的研究成果进行归纳，形成完整的评估结果解释框架。

长期以来，研究者不断累积研究数据及经验，进而提高评估的科学性与实效性。同时，研究领域的理论方法也在不断深化。然而，相关研究仍需进一步加强试题设计、数据解析和实践应用的探究，为提升学前儿童教育及保障其视觉健康做出更多的贡献。

五、难点与挑战

（一）评估结果的平衡

学前儿童视觉感知的评估是对视觉功能及其发展情况的科学评价，能够为进一步个性化干预和提高儿童视觉感知水平提供有力的依据。但是在评估过程中，很难避免出现主观性与客观性的平衡问题。

评估结果的主观性与客观性的平衡，是评估过程中的重要问题。具体来说，主观性与客观性的平衡，指的是评估过程或结果中客观性和主观性的比例达到合理。既要考虑评估人员的专业水平，又要考虑被评估者的个体差异和评估过程中的干扰因素。针对这一难点，必须重视标准化的评估方法与评估指标的制定。将评估工作纳入标准化体系，切实提高测试工作的客观性，保证测试结果的权威性和科学性。

同时，建议评估人员保证评估过程的统一性，减少评估因素的干扰，如环境限制、情绪波动等。

为了进一步保证评估结果的客观性，可以建立多元化的评估指标体系。评估指标体系的建立必须考虑评估人员的专业技能，同时综合考虑孩子的生理发展、语言能力、沟通能力、情感认知等多方面因素。评估指标的多元化可以在减少评估结果的主观性的同时，充分考虑孩子的个性特点，使其更具可操作性和实用性。

在学前儿童视觉感知评估中，评估结果的主观性与客观性的平衡至关重要，这将直接影响评估结果的科学性和可靠性。因此，评估结果的主观性与客观性的平衡问题必须始终牢记，要不断地完善标准化程序，制定合理的评估指标，以期更好地开展视觉感知评估工作。

（二）评估数据的处理和分析

在学前儿童视觉感知的评估过程中，评估数据的处理和分析是一个不可忽视的步骤，也是评估难度较大的环节。评估数据的处理和分析需要建立科学的数据收集、记录、整理和归纳方法。保证数据的准确性、专业性和客观性，在收集问题反馈的基础上，科学分析数据，提取有效信息，寻找问题症结。另外，评估数据的分析也是评估结果的重要依据。

在评估数据处理和分析过程中，我们还需要注意几个问题。第一，评估数据的收集应该具备统一性和标准化。评估过程中，要使用统一的评估工具和标准，确保数据的可比性和统一性，避免因为不同工具带来的不确定性。第二，在数据处理和分析过程中，需要准确理解数据的含义和背景，以降低数据分析过程中的误差率。第三，应该使用科学的数据处理方法，并且进行数据的可视化处理，使评估结果更加直观、清晰。第四，在数据处理和分析过程中，需要避免主观性和片面性，而要保证数据的客观性和准确性，并根据数据结果制定科学的评估意见。

因此，在评估数据处理和分析过程中，需要注意对评估数据的准确、全面、及时的收集、统计、整理和分析，建立科学的数据管理体系，确保数据的可靠性。同时，还需要准确理解数据的含义和背景，避免主观性和片面性，坚持客观、全面、科学的原则，确保评估结果的科学性和可信度。

（三）评估过程中的干扰因素

学前儿童视觉感知评估中，干扰因素是不可忽视的重要方面。干扰因素常常会影响评估结果的准确性和可靠性，尤其在学前儿童群体中，干扰因素更加多样复杂。

评估过程中的环境因素是一种常见的干扰因素。无论评估场所是测试机构、幼儿园还是家庭，都可能存在各种环境噪音和干扰。环境噪音不仅会干扰儿童的思维集中和注意力，还会产生心理压力影响评估结果。因此评估前需对环境进行充分控制，使儿童在安静、舒适、安全的环境中进行评估，提高评估效果和结果的可信度。

在评估过程中，评估者的专业素质也会对评估结果的可靠性产生影响。因此，无论是专业评估人员还是非专业人员对学前儿童进行视觉感知评估时，都应该接受专业培训，不断提高其专业素质和评估技能，以确保评估的准确性和可靠性。

此外，特定个体的身体情况也可能干扰评估结果。例如，视力障碍、听力障碍、运动障碍等，均会影响评估结果的可靠性。因此，在评估前，应该充分了解被评估儿童的身体情况，以及家庭、教育背景等各方面因素，综合评估其整体视觉感知情况。

综上所述，评估过程中干扰因素的存在不容忽视，评估者应从环境、工具、专业素质、个体情况等方面进行全面考虑和掌握，保证评估结果的准确性和可靠性，为学前儿童的视觉感知评估提供有力保障。

六、现状及发展方向

（一）评估现状与问题

学前儿童视觉感知评估是关注儿童视觉健康问题的重要内容，目前在国内外都得到了广泛的关注。学前儿童视觉感知评估的现状是：首先，评估工具种类较多，常用的有卡片筛查、线性阅读码、视力检查等；其次，评估内容涵盖视知觉、颜色知觉、深度知觉、空间知觉等多个方面，具有多元性和综合性特征。然而，目前仍存在一些问题。

第一，部分评估工具的可靠性和有效性有待进一步验证。例如，卡片筛查工具虽然使用方便，但其结果不一定准确，容易出现误诊和漏诊的情况。

第二，学前儿童视觉感知评估指标的细化和精准度不够。当前常用的视觉评估指标或许无法充分反映儿童的视觉感知能力，同时也难以为儿童视觉康复提供更好的支持。

第三，现有评估工具和方法主要集中于静态视觉评估，对于动态视觉评估方法还需进一步深入探索。

为解决这些问题，未来学前儿童视觉感知评估需要从三个方面展开：首先，加强评估工具的研发和完善，选择更加可靠、精准的评估方法。其次，从多维角度出发，完善评估指标，注重细化评估指标，提高评估工具的敏感性，更好地满足儿童的特殊需求。最后，强化对动态视觉评估的研究，开发有效的评估方法。这些探索和研究将会为学前儿童视觉感知评估提供更加科学、可靠和全面的方法，为学前儿童的视觉健康保驾护航。

（二）发展趋势及方向

目前，学前教育已受到广泛关注，而学前儿童的视觉感知能力在其认知发展中扮演着非常重要的角色。在未来，学前儿童视觉感知评估的发展趋势不仅是研究细化，更应当注重着如何在评估中更好的帮助学前儿童在视觉感知方面获得更好的发展。

一方面，未来学前儿童视觉感知评估将会更加细化，从眼科基础检查向特殊审核、研究开发，再到视觉康复与跟踪这一流程上，要在不同阶段开展不同的视觉感知评估，确保覆盖范围与准确性。在此过程中，我们也可以进一步利用人工智能、大数据分析等技术手段，对各种视觉感知项目进行更精细、更全面的数据采集，以获得更高的实际效果。

另一方面，应该注重如何帮助学前儿童在视觉感知方面实现更好的发展。学前时期是儿童视觉发展的最佳时期，但目前大多数的视觉感知评估只是为了满足学前教育中的入学要求，而未真正关注学前儿童在视觉感知方面的发展实际。因此，在未来的学前儿童视觉感知评估中，除了评估结果外，也应该加入针对性的教育和咨询，帮助学前儿童在视觉感知方面获得更好的发展。

在研究方向上，未来学前儿童视觉感知评估还可以深入探索其与其他认知能力的相关性，如语言、记忆、思维等，以期更好的帮助学前儿童全面发展。此外，将视觉感知评估和咨询融为一体，规范学前儿童视觉康复的系统性和科学性，则是未来学前儿童视觉感知评估的重要研究方向。

第二节 视觉表现能力的评估

一、评估指标

学前儿童视觉表现能力的评估是了解他们视觉能力发展的一个重要手段。为了设计针对性的干预策略和获得较好的评估效果，需要选择合适的评估指标。

首先，常用的评估指标有"眼动追踪""颜色识别""视觉知觉""形状分类""空间定向"等。这些指标可以分别对儿童的不同视觉能力进行评估。其中，"眼动追踪"是通过儿童在看图过程中的眼睛运动轨迹进行评估，来了解其对图像细节的感知和理解能力。

其次，为确保评估指标的有效性和可靠性，需要结合学前儿童个性化特点进行选择。不同年龄段儿童的视觉表现能力均存在差异，选用不同的评估指标，能更准确地评估其视觉表现能力。例如，可选用"认知影响"的子评估指标，它可以综合分析儿童的视觉、语言和生活经验等，评估其视觉表现水平。

再次，为了更精确地评估儿童视觉表现能力的发展情况，通常还会采用标准化的评估工具进行评估。如"视觉发展量表""视觉运动整合测试"等评估工具，这些典型的评估工具是经过科学统计和多次实践验证的，可用于准确地评估儿童视觉表现能力的发展情况。

总之，选择合适的评估指标对于学前儿童视觉表现能力的干预非常重要。只有准确评估学前儿童视觉表现能力的发展情况，才能更好地制定有效的干预策略。

二、评估工具

学前儿童的视觉表现能力是他们认知和学习能力的重要组成部分。评估这些能力可以帮助教育工作者和家长了解他们的视觉发展情况，为他们提供科学的引导和干预。

（一）视觉感知能力评估工具

视觉感知能力是学前儿童认知和学习能力的基础，评估这一能力可以了解他们对图像、颜色、形状和空间关系的感知能力。以下是常用的视觉感知能力评估工具：

（1）发展性视觉感知测试：该评估工具用于评估儿童的视觉感知和手眼协调能力。测试内容包括图案复制、图案识别和空间关系等。

（2）视觉感知测试：该评估工具用于评估儿童对图像、形状和空间关系的感知能力。测试内容包括图案识别、空间关系和视觉记忆等。

（3）视觉感知测验：该评估工具用于评估儿童对图像、颜色和形状的感知能力。测试内容包括图案识别、视觉记忆和空间关系等。

（二）眼动能力评估工具

眼动能力是学前儿童在观察力和注意力控制方面的重要能力。评估这一能力可以了解他们的眼动行为和注意力分配情况。以下是一些常用的眼动能力评估工具：

（1）视觉追踪评估：该评估工具用于评估儿童的视觉追踪能力和注意力控制能力。测试内容包括目标追踪、注视转移和扫视能力等。

（2）注视持续时间测验：该评估工具用于评估儿童的注视持续时间和注意力分配能力。测试内容包括连续点击目标和忽略非目标等。

（3）眼动追踪测验：该评估工具用于评估儿童的眼动行为和注意力控制能力。测试内容包括目标追踪、注视转移和扫视能力等。

（三）视觉运动能力评估工具

视觉运动能力是学前儿童在手眼协调和运动控制方面的重要能力。评估这一能力可以了解他们的手部动作和运动控制能力。以下是常用的视觉运动能力评估工具：

（1）眼手协调评估：该评估工具用于评估儿童的眼手协调能力和手部动作。测试内容包括目标追踪、手部操作和手眼配合等。

（2）运动发展测验：该评估工具用于评估儿童的运动控制和协调能力。测试内容包括精细手部运动、手眼协调和平衡能力等。

（3）儿童手眼协调测验：该评估工具用于评估儿童的手眼协调能力和书写能力。测试内容包括视觉追踪、描绘和书写等。

（四）视觉认知能力评估工具

视觉认知能力是学前儿童在形象思维和空间认知方面的重要能力。评估这一能力可以了解他们的思维和认知发展情况。以下是常用的视觉认知能力评估工具：

（1）空间认知测验：该评估工具用于评估儿童的空间认知和思维能力。测试内容包括图像旋转、图像配对和空间关系等。

（2）形象思维测验：该评估工具用于评估儿童的形象思维和空间认知能力。测试内容包括图形推理、图像旋转和图形配对等。

（3）视觉记忆测验：该评估工具用于评估儿童的视觉记忆和空间认知能力。测试内容包括图像识别、图像记忆和图形配对等。

以上评估工具可以帮助教育者和家长了解孩子的视觉发展情况，为他们提供科学的引导和干预。然而，评估结果只是参考，不能作为绝对标准，因为每个孩子的发展情况都是独特的。因此，在评估过程中，需要综合考虑他们的个体差异和影响因素，制定个性化的干预计划。

三、评估方法

（一）视觉感知能力评估方法

视觉感知能力是学前儿童视觉表现能力的重要组成部分，也是儿童学习认识外界事物的基础。测试视觉感知能力的评估方法主要包括视觉辨别能力、视觉关联能力、视觉记忆能力、视觉分类能力的评估。

其中，视觉辨别能力是评估视觉感知能力的关键。评估视觉辨别能力，可以选择无同异辨别或颜色与图形的辨别、形状与大小的辨别以及方向与位置的辨别等。影响视觉辨别能力评估的主要因素包括儿童本身的生理因素（如年龄、视力、视场等）、心理因素（如认知能力、情感、性格等）以及测试方法的选择和实施。

视觉关联能力是指儿童观察和发现事物之间的关系的能力。测试视觉关联能力的评估方法可以选择在图形判断、连线、迁移、模仿、记忆和分类等方面进行评测，并适当引入不同的刺激变量，以更好地完成儿童在异质性表现方面的评估。

视觉记忆能力是指儿童从视觉刺激开始，到记忆被提取从而完成任务的能力。测试视觉记忆能力的评估方法包括形状记忆、位置记忆、顺序记忆和方向记忆等。在评测时可从多角度进行评估。

视觉分类能力是指儿童在识别和分类不同类型的视觉信息时的能力。测试视觉分类能力的评估方法包括形状分类、颜色分类、大小分类、方向分类、空间分类等。在评测过程中，需要根据儿童的年龄、性别、个体差异选择适当的试题和方法，以保证评估的客观性和有效性。

（二）视觉认知能力评估方法

视觉认知能力是学前儿童在日常生活中能够从眼睛所接收到的信息中，感知出物体的形、色、大小、距离等特征，并进行比较、理解、记忆、类比等思维活动的一种能力。如何对该能力进行评估是学前教育研究的重点。

常用的评估方法是视觉配对测试法。该方法包括物品配对、颜色配对、形状配对等，主要用来考查儿童在视觉认知方面的配对能力和分类能力。此外，还可以采用知觉图式评估法，以图形、图案和符号为评估对象，考查儿童对视觉信息的理解、分类、比较、推理和解决问题的能力。渐进式图式评估法则可以用来评估儿童对不同象征体系的理解能力和应用能力。细节识别能力评估法针对幼儿在观察细节方面的能力进行考察。综合评估法，评估 5 至 6 岁儿童的综合视觉认知能力。该方法分别考查儿童对颜色的表现能力、对图案的辨别判断能力和对图形的感知能力。

（三）视觉运动能力评估方法

为了全面有效地评估学前儿童的视觉运动能力，我们需要采用多个方面的指标进行综合评估。

1. 眼动追踪测试

眼动追踪测试是一种常见的评估儿童视觉运动能力的方法。在测试中，测试人员通常会让儿童观看一段画面，如一只动物或一个球在屏幕上移动，同时使用专业仪器记录儿童的目光轨迹。通过比较记录的轨迹和预定的轨迹，以此评估儿童的视觉追踪能力、调节能力和注意力等方面的表现。

2. 运动控制测试

运动控制测试主要评估儿童眼手协调和手指精细运动能力等方面的表现。测试过程通常会要求儿童完成一些手眼协调或手指精细动作，如拼图、剪纸、绕迷宫等，并记录完成任务的时间和正确率等表现指标，以此评估儿童的视觉运动能力。

3. 运动感知测试

运动感知测试通常包括空间知觉测试和方向确定测试两个方面。在空间知觉测试中，测试人员会让儿童判断不同方向、不同面的形状是否相等；在方向确定测试中，则会让儿童判断垂直或水平方向上的随机移动是否正确，以此评估儿童的视觉运动能力。

4. 视空间能力测试

视空间能力测试主要评估儿童的空间位置感知和空间拼图能力等方面表现。在测试中，儿童需要按照一定次序完成空间图案拼图、建模等任务，以此评估儿童的视空间能力。

通过以上评估方法，我们可以综合评估学前儿童的视觉运动能力，进一步了解学前儿童视觉感知能力发展过程中的变化规律，并针对性地进行干预和帮助。

四、具体应用

学前儿童的视觉表现能力评估是一项重要的工作，它可以帮助教育工作者和家长了解孩子的视觉发展情况，为他们提供科学的引导和干预。

（一）科学的教育引导

1. 个性化教学计划

通过评估学前儿童的视觉表现能力，教育工作者可以了解他们的强项和需改进的方面，制定个性化的教学计划。例如，对于视觉感知能力较弱的学生，可以提供更多的视觉刺激和练习，帮助他们提高图案识别和空间认知的能力。

2. 资源和工具的选择

评估学前儿童的视觉表现能力可以帮助教育工作者选择适合他们发展水平的教学资源和工具。例如，对于眼动能力较弱的学生，可以组织更多的视觉追踪游戏和练习，提高他们的眼动行为和注意力控制能力。

3. 教学方法的调整

评估学前儿童的视觉表现能力可以帮助教育工作者调整教学方法，以更好地满足学前儿童的学习需求。例如，对于视觉运动能力较弱的学生，可以进行更多的手眼协调活动和运动控制练习，帮助他们提高手部动作的运动控制能力。

（二）促进儿童全面发展

1. 认知发展

学前儿童的视觉表现能力评估可以帮助教育工作者了解他们的认知发展情况。视觉感知能力、眼动能力、视觉运动能力和视觉认知能力是学前儿童认知发展的重要组成部分。通过评估这些能力，教育工作者可以制定相应的教学计划，促进学前儿童的认知发展。

2. 社交交往

学前儿童的视觉表现能力评估可以帮助教育工作者了解他们的社交交往能力。视觉表现能力与儿童的社交交往密切相关，例如眼神接触、面部表情的识别和空间关系的理解等。通过评估视觉表现能力，教育工作者可以提供相应的支持和干预，促进其社交交往能力的提升。

3. 情绪调节

学前儿童的视觉表现能力评估可以帮助教育工作者了解他们的情绪调节能力。视觉表现能力与儿童的情绪调节密切相关，例如对视觉刺激的注意力分配和情绪的表达等。通过评估视觉表现能力，可以提升儿童的情绪调节能力。

第三节 应用范围与实践

一、在学前教育中的应用

在幼儿园阶段，学前儿童的视觉感知与表现能力是十分重要的。在幼儿园的教育活动中，丰富多彩的视觉刺激可以帮助他们健康成长，在视觉感知培养方面取得良好的效果。观察、分辨、比较、归类等视觉活动，可以训练孩子对事物的观察力和分析能力，也可以刺激孩子对事物的好奇心和探究欲望。在创造性活动中，观察事物，并用自己的语言和手绘、造型等表现出来，可以促进孩子的艺术表现能力和创造性思维。在幼儿园的游戏活动中，颜色、形状、大小等视觉特征的比较、搭配和组合，可以帮助孩子提高视觉分辨能力和思维能力。在观察自然环境、参观人文景点等活动中，孩子可以通过观察事物和交流感受，丰富自己的经验，拓展视野，提高视觉表现能力。

总之，在幼儿园教育中，要注意培养孩子的视觉感知与表现能力，创造良好的视觉环境和体验环境，以促进他们在视觉感知和表现能力方面的全面发展。

二、在专门教育中的应用

学前儿童视觉感知与表现能力在专门教育中的应用具有重要意义。某些儿童因其认知能力与其他儿童不同，常常面临决策、生活技能、交际能力等方面的问题，这些问题会对他们的成长和社交产生负面影响。因此，学前儿童视觉感知与表现能力应用于专门教育中，不仅可以帮助他们克服挑战和压力，同时也能促进他们的身心健康发展。

具体来说，在专门教育中，视觉感知与表现能力可以帮助儿童克服认知挑战，提高决策与问题解决能力。在日常生活中，视觉感知与表现能力培养能够创造出多种形式的教育环境，如故事绘本、音乐视频、图像与声音等。通过这些丰富多彩的教学形式，儿童可以更好地接触、理解、学习新知识，还能锻炼自己的语言和表达能力。此外，提升视觉感知与表现能力也有助于帮助他们克服社交挑战，增强他们的社交技能与交际能力。而针对每一个不同群体，应该采用不同的教学方法。因此，对于学前儿童视觉感知与表现能力在专门教育中的应用，也应该基于具体的学习群体特点，确定出适合他们的教育方式和教学内容。

总之，学前儿童视觉感知与表现能力在教育中的应用非常重要，它能够帮助儿童克服各种挑战，进一步促进其认知与社交能力的提升。

参考文献

[1] 陈靓影，张坤，刘俐利，等. 学前儿童综合能力培养数字化教学案例 [M]. 武汉：华中科技大学出版社，2020.

[2] 张敏. 学前儿童发展 [M]. 北京：高等教育出版社，2019.

[3] 龚超，王冀，袁元. 视觉感知：深度学习如何知图辨物 [M]. 北京：化学工业出版社，2022.

[4] 陈思，蔡迎旗. 学前儿童行为观察与分析 [M]. 武汉：武汉大学出版社，2020.

[5] 张翔升. 学前儿童科学教育 [M]. 陕西：陕西师范大学出版总社，2018.

[6] 赵佼，李光伟. 学前儿童健康教育与活动实施 [M]. 北京：华文出版社，2021.

[7] 索丽珍，林晖，高妍苑. 学前儿童艺术教育 [M]. 重庆：重庆大学出版社，2020.

[8] 张成林，杨翠. 学前儿童社会教育与活动指导 [M]. 广州：广东高等教育出版社，2019.

[9] 梁宗保，张光珍，郑文明. 学前儿童自我控制与社会适应 [M]. 北京：知识产权出版社，2019.

[10] 王鑫. 学前儿童美术教育 [M]. 长春：东北师范大学出版社，2019.

[11] 宋延军. 学前儿童艺术教育 [M]. 重庆：西南师范大学出版社，2018.

[12] 肖轶文. 学前儿童美术教育与活动指导 [M]. 镇江：江苏大学出版社，2020.

[13] 张瑞平，岳素萍. 学前儿童发展 [M]. 武汉：华中师范大学出版社，2017.